王平劳模创新工作室
叶氏伤科传承工作室

实用整脊手法技术

主编 王 平

中国医药科技出版社

内 容 提 要

本书为论述整脊手法技术的基本概念、内容、特点和发展概况以及整脊技术的要求和方法的专著。全书共十六章，核心内容为各种整脊技术的操作。本书广泛汲取了国内外整脊技术的精华，就脊杆关节每一解剖运动单位描述手法操作，并配合病案实例及分析解读，便于理解记忆，简明快捷。本书还初步尝试应用 3D 影像追踪、3D 打印实物建模、动作辅捉系统等研究方法，方便读者对手法操作应用理解。本书可供骨科医师及相关医学专业人员参考使用。

图书在版编目（CIP）数据

实用整脊手法技术／王平主编．—北京：中国医药科技出版社，2018.5
ISBN 978 - 7 - 5214 - 0103 - 5

Ⅰ.①实…　Ⅱ.①王…　Ⅲ.①脊椎病 - 按摩疗法（中医）　Ⅳ.①R244.1

中国版本图书馆 CIP 数据核字（2018）第 067186 号

美术编辑　陈君杞
版式设计　张　璐
出版　中国医药科技出版社
地址　北京市海淀区文慧园北路甲 22 号
邮编　100082
电话　发行：010 - 62227427　邮购：010 - 62236938
网址　www.cmstp.com
规格　787×1092mm　¹⁄₁₆
印张　11½
字数　194 千字
版次　2010 年 5 月第 1 版
印次　2018 年 5 月第 1 次印刷
印刷　北京顶佳世纪印刷有限公司
经销　全国各地新华书店
书号　ISBN 978 - 7 - 5214 - 0103 - 5
定价　**88.00** 元

编 委 会

序

　　传统中医学在漫长发展积淀中形成了中医正骨、推拿等以徒手手法操作于人体的非药物性治疗为代表的常用临床技术，这些技术被广泛应用于治疗骨骼、肌筋、脏腑等人体系统疾患，涉及骨折、脱位、筋伤、脏腑、小儿、内妇病症各领域。由此，手法学学术传承丰富，名家辈出，至今，流派纷呈，绝学验效。从隋朝巢元方《诸病源候论》记载以导引、屈伸等方法矫治脊柱疾病，至清代吴谦《医宗金鉴·正骨心法要旨》论述手法及手法如针如药之论，更自至 1949 年后的"新医正骨手法"，从中医骨伤学中分化出的独立专业——脊柱关节手法矫治（推拿）技术，其以医学院派、民间派各种形式广泛应用于医治脊柱关节相关疾病，深受广大患者喜好与接受。然而其系统理论指导、原理分析、操作规范、疗效评价等诸多方面仍然共识难聚，争鸣纷呈，在其学术丰富繁荣的同时也期待深化研究，个性中寻求共识。

　　在西方，脊柱矫正学成为一门学科，始于美国 David Palmer，其源于解剖学、生理学、影像学等系统理论的指导，脊柱关节结构与功能的集结而自成体系。尤其是 2005 年世界卫生组织（WHO）发表了著名的声明"美式整脊医学是一门关于神经、肌肉骨骼系统疾病的诊断、治疗、预防以及附近相关性疾病对人体健康影响的医学体系，它强调徒手操作技巧，尤其侧重对脊柱关节半脱位的矫正"后，美式整脊医学被正式确认为是一门科学。美式整脊医学强调保守治疗，不提倡使用手术、药物等其他医疗手段。由此，美式整脊的安全性、科学性与有效性率先在美国得到社会接受与认同。尽管也存在着门派学术之争，但很多大型医疗保险公司对美式整脊医师的治疗予以认同，给予接受治疗患者保险待遇。许多美式整脊医学院毕业生广泛分布在各种医疗机构内并开办私人诊所，随后美式整脊技术理论与操作由美国向欧洲、东南亚乃至世界范围内广泛传播。中国香港、台湾地区与中国内地也迅速得以借鉴、引进与应用，并与本土整脊手法技术理论互相融合，在实际应用及规范中寻求个性。

　　在东方，中国古代哲学思想体系影响下中医药学的漫长经历、丰富内涵和强大生命力也体现在徒手治疗技术形成的各种手法传承流派上。至今我国从国家级到地方级的非遗项目中，手法正骨、推拿术仍占有相当高的比例。中医学在中华民族繁衍昌盛中的历史作用与地位，使得在中国或华文文化地区，手法技术的生存生长土壤较之任何国家和地区都最为丰富，这种优势也使之易于与西方手法技术相融合，并相互补充、借鉴和应用。1895 年，丹尼尔·大卫·帕默（Daniel David Palmer）在美国创立了美式整脊医学，而在中国清代以前，中医药学中手法技术已经趋于完整成熟，成为独立分支专科技术。

近五年来，随着《美式整脊技术——原理与操作》一书中文版获得"2013 年度引进版科技类优秀图书奖"，神经根型颈椎病美式整脊手法技术获得课题立项，省级物价部门批准应用该技术进行临床治疗项目可自主定价，天津中医药大学也正式将此项目引入大学选修课程。美式整脊手法技术在中医整脊丰富的学术资源中也呼唤实用的教程教材，因此我院骨伤科整脊人才团队依托王半劳模创新工作室及叶氏伤科工作室，将整脊技术手法的临床引进、验证推广及部分研究工作集结汇总成了《实用整脊手法技术》一书，该书将中医正骨之中式整脊与美式整脊临床实用的手法技术深度融合，以利于与同道交流，共同提高。

本书具有三个特点：

（1）就脊柱关节每一解剖运动单位描述手法操作，便于理解记忆，简明快捷，配合病案实例及分析解读。

（2）手法操作与美式整脊设备联用，使手法操作安全便捷。

（3）本书初步尝试应用 3D 影像追踪、3D 打印实物建模、动作捕捉系统等研究方法，方便读者对手法操作应用理解。

愿海内外同道交流互补，共同将手法技术贡献给人民群众的健康事业。

编　者
2018 年 5 月

目录

第一篇　基础篇

第二篇　原理篇

第三篇　临床篇

基础篇

第一章　中式整脊手法技术流派简介

一、岭南林氏正骨流派

林应强是岭南林氏正骨流派的创始者，吴山是林氏正骨流派的第二代传人，全面继承了林应强的学术思想，至今林氏正骨流派已传至第三代，其传人遍布广东和海南。

林氏正骨流派在伤科疾病的诊疗中提倡以中医整体观为主导，将中医整体观与脊柱四肢整体观及筋骨肉并重整体观相结合，对于骨错缝、筋出槽的诊治效果显著。诊疗中主张气血兼顾，以气为主，同时充分考虑到地方的气候特点，力求治病求本，运用手法兼中药治疗筋伤病而独具特色。

林应强创立了提拉旋转斜扳法、颈椎定点旋转手法、踝关节挤压手法、腰部垫枕背伸按压手法、下肢后伸定点按压手法等，这些手法对腰椎间盘突出症、颈椎病、踝关节扭伤、腰椎滑脱、骶髂关节错缝等疗效甚好。爆发力是其手法的最重要特点，施行手法时注重扳动快速，发力沉实持重，力求一次到位。吴山在传统踩跷法和林氏正骨的基础上进行改良，独创了以快速扳动和缓慢扳动结合为特点的正骨推拿手法，具有高速、低振幅的力学特性。

二、上海石氏伤科

石氏伤科发源于清朝同治年间，至今已有一个多世纪的历史。创始人石兰亭，曾是习武之人，其将传统武术与理筋正骨手法、内治调理方药融为一体，创立了石氏伤科独具特色的诊治方法。19 世纪 70 年代，石氏由江苏无锡迁至上海，后经石兰亭之子石晓山先生以及孙筱山、孙幼山先生传承发展，成为江南著名的骨伤流派，传承至今已逾 6 代，弟子遍及海内外。

自 20 世纪 80 年代开始，"石氏伤科"第四代传人石印玉教授带领研究团队，秉承中医学的理论、观点和方法，结合现代研究技术和手段，不断深化对"慢性脊柱病损"病因病机的理论探讨。在脊柱慢性病损的中医病机认识方面，率先提出"骨节错缝，筋骨失和，痰瘀痹阻，气血不通"的观点。在临床手法调治腰椎间盘突出症、腰椎管狭窄等脊柱"骨错缝筋出槽"方面也别具匠心，尤其以手法诊治颈椎病更有独到之处，可实现对"骨错缝筋出槽"进行"定性、定位、定向"的诊断与治疗。石氏的仰卧位拔伸整复手法、颈椎骨错缝手法、筋出槽矫正技术、颈部经筋层针刀松解技术、颈部导引练功疗法等可综合治疗颈椎病，临床研究显示疗效优于常规手法。

石氏伤科的另一大技术优势在于膝骨关节炎治疗方面。石印玉教授以临床实践为基础总结归纳，进而在理论上提出"本痿标痹、痹痿并存"的观点。并且依此理论创立了"石氏伤科膝骨关节炎特色治疗方案"，取得了良好的疗效。此外，石氏创立的膝关节导引功法能有效改善膝骨关节炎的关节功能，提高患者的生活质量。

三、清宫正骨流派

清宫正骨流派源远流长，创始于明末清初。至乾隆年间，学术思想和医疗技术日臻成熟，进入发展全盛期。从绰尔济、伊桑阿、德寿田、桂香五到文佩亭，历经刘寿山、孙树椿，现已传至第七代。

清宫正骨治疗颈椎疾病、腰椎疾病采用与手法、中药、练功相结合的方法。以"先动后静""动力失衡在前，静力失衡为主"的思想为指导，通过手法改善肌肉平衡状态，恢复颈部动静力平衡系统，来防治颈椎病的发生和发展。强调手法要有力、持久、均匀才能达到渗透，同时要注意柔和。应用于治疗腰椎间盘炎症要按照程序进行，每次先行放松手法以缓解痉挛，解除疼痛；再做治疗手法以消除局部炎症，松解压迫和粘连；最后再以轻柔的放松手法结束。待炎症和粘连解除后，症状即可完全解除。

四、辽宁华山正骨流派

华山正骨诊疗技法肇始于清代咸丰年间，至今已有一百六十年的历史。华山正骨源于孙永和，师承华佗嫡传弟子——晚清正骨名医马义，第一代传人孙华山兼继家传，通过一生的实践，总结出一套独特的接骨诊疗技法，形成完整的骨伤流派体系，且其第四代代表性传人刘海起，于2011年成立了辽宁省孙华山骨伤研究院，为华山正骨的发展壮大做出贡献。

在整脊方面，治疗腰椎小关节紊乱综合征，应用华山正骨特殊手法，可以缓解或消除腰肌痉挛，减小椎关节的压力，促进嵌顿滑膜退出；同时，通过手法可以使关节位置恢复正常，有立竿见影之效。

五、吉林天池伤科流派

天池伤科流派始于清代刘德玉，经传承至刘秉衡、刘柏龄、赵文海。第一代创始人刘德玉在清代光绪年间在吉林省三岔河镇悬壶济世，并因精湛的医术而远近闻名。第二代传人刘秉衡，继承刘德玉衣钵，同时以专擅正骨科、天池伤科闻名。第三代传人刘柏龄是天池伤科的主要代表性人物，他继承家传后专供骨伤科，在骨伤业界成绩卓著，成为我国骨伤学界的代表性人物之一。

天池伤科学派以"肾主骨"为理论指导，并重气血学说。临床治法多"调理脾胃，强筋壮骨，补肾益精，理气活血"。天池伤科采用"三步八法"治疗颈椎病，并佐以天池伤科自制剂，采用"二步十法"治疗腰椎间盘突出症。二步十法为北派代表手法，第一步运用按、压、揉、推、滚五个轻手法，第二步运用摇、抖、搬、盘、运五个重手法，该方法疗效确切，安全有效，临床应用取得了良好的治疗效果。

六、河南平乐郭氏正骨流派

平乐郭氏正骨创始人郭祥泰，字致和，清乾隆、嘉庆年间人，居于洛阳平乐古镇。郭祥泰行医过程中得明末清初洛阳薛衣道人祝尧民医治骨伤密书和同姓道人郭益元的真传，潜心学习终于形成了独特的中医正骨流派——"平乐郭氏正骨"，至今已第六代。

平乐郭氏正骨第六代传人郭维淮和高云峰一起创建了以平乐郭氏正骨为特色的洛阳专区正骨医院，并创办了全国第一所中医骨伤科高等学府——河南平乐正骨学院，为中医骨伤科学规范化教学做出了历史性的贡献。

平乐正骨手法治疗颈椎病独具特色：先用揉、捏、摩、擦等手法放松脊椎两侧及颈肩背部肌肉；再重点揉风池、天宗、合谷等穴位，拿肩颈充分放松肌肉，配以分筋理筋手法，松解肌痉挛，消除局部炎症反应，促进局部血液循环，加速新陈代谢，使肌肉等软组织恢复良好的功能状态，从而起到活血利气、解痉止痛、调整脏腑功能的作用，使气血舒畅，脑有所养；再以定位旋转复位法纠正颈椎小关节错位，恢复颈椎正常生理曲度，增强颈椎的稳定性，达到缓解和临床治愈的目的。平乐正骨手法还可以治疗腰椎间盘突出症、老年骨性关节炎、关节功能障碍、肩周炎等多种疼痛疾病。

七、甘肃陇中正骨流派

甘肃陇中正骨学术流派，由平乐郭氏正骨第五代传人郭均甫结合甘肃的情况及道地药材而开创。

陇中正骨流派以"整体思想和辨证施治相结合"为学术思想特色，认为骨伤科疾患虽然是局部病变，但要确立整体治疗的观念。根据伤情辨证分析，采取不同的治疗措施，或局部，或全身，或局部与全身，给予整体上的治疗，这样才能收到显著疗效。

整脊方面，陇中正骨治疗腰痛病（腰椎间盘突出症）采用调衡手法或"三步三位九法"；治疗项痹病（颈椎病）采用旋牵手法或"二步三位五法"。

八、冯天有正骨手法

冯天有教授，是冯氏新医正骨疗法的创始人。19 世纪 70 年代，冯天有以现代医学的理论研究和总结了祖国传统医学的正骨手法，首次提出了腰椎间盘突出症患者躯干外形按病程长短、病情轻重可顺序出现腰曲变平、腰骶上移、旋盆翘臀、旋腰挺胸四步规律性变化，并将其归因于脊柱内外平衡紊乱，据此提出了定点旋转复位法治疗腰椎间盘突出症，引起了医学界的高度关注，被誉为医学界的一大突破。它以定位准确、手法简捷、效果显著为特点，打破了传统的非手术治疗腰椎间盘突出症的方法，形成了独特的整脊医学。

定点旋转复位法经不断临床实践，逐步应用到多种脊柱疾病，对于神经根型颈椎病、寰枢椎半脱位、腰椎滑脱、峡部裂、腰椎小关节紊乱征、急性腰扭伤及肩周炎等，都有极佳的疗效。

八、龙氏正骨手法

龙层椒教授是"龙氏治脊正骨推拿疗法"的创始人。这十法是以中国医学传统的伤科正骨、内科推拿法为基础，与现代脊柱生理解剖学、生物力学相结合，根据脊椎小关节错位的病理变化，研究出的治疗脊柱关节错位、椎间软组织劳损、关节滑膜嵌顿和椎间盘突出等病症的有效方法。这种手法既简捷又明确明确，具有准确、轻巧、无痛、安全及有效的特点。龙氏手法除正骨推拿等主治法外，也重视理疗及药物脱水等辅助治法，并认为治疗后期的功能锻炼也同等重要。而将神经症状定位诊断、触诊定位诊断和影像资料分析相结合指导整脊，并依靠颈椎牵引椅等设备增强临床治疗和康复效果，也是龙氏手法的一大特色。

龙教授还首创了"脊椎病因学说"。1959 年，魏征、龙层花教授研究颈椎病后发现，不少患者在脊椎病好转时，原有的内脏（器官）病症状同时好转或痊愈，由此就开始立项专门研究脊椎病与内脏病症的关系。经过大量的临床解剖及实验研究发现，许多病因不明、屡治不愈的内脏疾病多与脊椎疾患有关。在此基础上，龙教授经过 30 多年的创造钻研，提出了脊柱相关病因理论，创立了脊柱病因治疗学，弥补了各专科的不足，同时也开创了一个新的诊治方法。龙氏治脊疗法不仅能治疗各种脊柱病，对于冠心病、糖尿病、胃十二指肠溃疡、神经性呕吐、脑基底动脉供血不足、原发性高血压、癫痫等内科疾病的治疗也有显著的临床疗效。

第二章　美式整脊手法技术流派简介

美式整脊技术起源于 19 世纪末，至今已有 120 年的历史。在创始人 Daniel David Palmer，其子 Bartlett Joshua Palmer 以及早期的骨科研究者 Mennell，Cyriax，Paget 等人的不懈努力下，这项以人体解剖、生物力学和 X 线学为基础的手法治疗技术不断发展，现已在全世界范围内被广泛应用于治疗各种骨科疾患以及内科疾病。在美国，整脊技术已经被纳入医保以及军队和运动队的标配，全美有 17 家正规的美式整脊大学。近几年，美式整脊已从欧美流行到我国的周边国家和地区，如日本、新加坡、中国香港、中国台湾等。在中国香港和新加坡，大大小小的美式整脊中心不下 200 家。在国内，也有多家医疗机构，可以为患者提供纯正的美式整脊服务。

美式整脊技术被认为是主要依靠按压来进行修复的治疗艺术，它倡导了医疗方式的改变，并推行了具体的哲学原理，如批判理性主义、整体主义、人文主义、自然主义等。它尊重自然的痊愈力量，强调了在健康与恢复的过程中固有的自我修复能力以及患者在治疗及预防疾病的过程中积极参与的重要性。整脊技术的基本理论原则，是结构和功能上的失常会损害到健康与身体舒适的感觉，在此基础上形成了半脱位模型理论。美式整脊发展至今，所形成之流派体系数不胜数，但所有体系都遵循同一美式整脊原理原则。各种体系都有自己独特的诊断治疗亮点，但它们可以相辅相成，综合使用，没有矛盾之处。就技术本身来说，大体可分为推力（thrust）技术和非推力技术两类，即在治疗过程中采用推力和不采用推力的。现就其中较为重要的一些流派做简单介绍。

一、推力技术

（一）戴氏技术（DT）

作为整脊学派的主流体系，戴氏技术（Diversified technique）以 Daniel David Palmer 的整脊理论为基础，所采用的均是在各大整脊学院中教授的技术。在 19 世纪末，Daniel David Palmer，一个在美国中西部行医的磁疗医生，有了一个关键性的发现。他的一个患者，哈维利拉德（Harvey Lillard），一个自从 17 年前意外事故一直失聪的患者，用他的磁疗法得不到改善。在这种治疗过程中，Palmer 注意到利拉德颈部后部在第 4 颈椎区域有一个异常大的隆起。他自己说："一项检查显示一节椎骨从其正常位置脱出了。我推断，如果那个椎骨被矫正回原位，那个男人的听力应该可以恢复。在这个目标下，我用了一个半小时的谈话说服利拉德允许我矫正它。我使用棘突作为杠杆的方法将其矫正，患者的听力很快就恢复到和从前一样了。"Palmer 是第一个宣称使用椎体的棘突和横突作为杠杆的方法（即短杠打接触）进行脊柱有效手法矫正的人。这为整脊技术成为一种技术、科学和职业奠定了良好的基础。人们可能质疑这种治疗的生理基础，特别是因为耳蜗神经不通过颈部，然而，这个单一的、可能的假想观察提供了 Palmer 未来的 chiropractic（整脊）治疗概念的实用基础，这个名字源于希腊语 cheiro（手）和 practos（做）。在接下来的几年里，他逐渐完善了他的理论，最终在 1902 年他得出以下结论：疾病主要是神经系统起源，所有疾病的 95% 是由于错位的、半脱位椎骨挤压脊神经根所致。一个健康的身体需要一个正确对齐的骨干，为此，Palmer 开始了一种新的脊柱调整方法来纠正这些半脱位。Palmer 写道："我是整脊技术的创始人，我认为疾病的根源是机体功能太过或者不足。我创建了用棘突和横突作为杠杆进行椎体矫正的技术，并将积累知识、能力的心理行为与身体活动定义为人体智力和体力的增长。而整脊技术的科学性、艺术性和哲学性的不断发展，必须与之相符。"Palmer 提出了一个"半脱位"的概念，他认为"错位"产生的压力可能影响神经根，并将其作为疾病的致病因素。后来在 Joe Janse 医生的努力下，戴氏技术被发扬光大。他认为脊柱半脱位并不是一切疾病的成因，并努力使整脊技术在原有基础上大为丰富。在治疗中多采用高速低频的推力手法，脊柱矫正按压点多选择在横突、关节突及乳突，治疗目的是恢复关节的正常运动和脊柱的正常力线。目前戴氏技术（Diversified Technique）是当今整脊界最为常用的脊柱矫正技术，接近 96% 的整脊师会对约 70% 的患者采用此项技术。

（二）冈斯德体系（GCT）

美式整脊史上的传奇人物冈斯德 Clarence Selmer Gonstead（1898~1978 年），在脊柱半脱位、X线分析系统及脊椎骨的手法调整等方面，创建了自己的学术观点从而影响世界。

与戴氏技术不同，冈斯德在尊崇半脱位理论的同时更注重影像学分析，强调精准测评，他临床诊疗中常借助 X 线以及一种检测体表温度的装置（nerve scope），同时结合动态触诊、静态触诊、患者症状来找到半脱位的脊椎。他研究并探索出彻底、全面且具体明确的脊骨疗法以分析和矫正脊椎复杂的半脱位（subluxations），建立了以逻辑和生物力学为根本指导思想的科学的专业系统。他的理论与技术成为了整脊疗法科学理论的基石。他的脊椎分析与矫正技术历经几十年的实践证明仍然是今天最有活力和实用的。冈斯德体系（GCT）1990 年被全球脊医界公认为评价和调整脊椎最全面、安全、有效的系统之一。与戴氏技术相比，冈斯德同样采用高速低频的推力手法，不过常用脊柱矫正按压点多为棘突，类似的脊柱整脊技术还有全脊柱精确矫正技术（full spine specific technique）等。

同样采用高速低频推力手法的还有四肢推拿术（extremity manipulating），与前两者不同的是，该技术更多应用于四肢的大小关节，如肩、肘、膝、髋及腕、掌、指骨等等。

此外还有专门应用于颈椎乃至上颈段的颈椎矫正程序（neck manipulation adjustment protocol）和上颈段矫正技术（upper cervical technique），均采用推力技术，遵从整脊原则，不作赘述。

（三）活化器整脊技术（AMCT）

整脊疗法初时都是整脊师徒手操作的，后来，美国医生佛尔（DR. Fuhr）和瓦伦共同研究和开发了矫正设备，也就是最早的活化器（activator），以便使施力方向更为准确和更具重复性。1976年第一代活化器诞生，1985年获得美国卫生署资金的资助，目前已经发展到第六代活化器及数码电动活化器。在此基础上，AMCT技术（activator method chiropractic technique）也逐渐成熟，在整脊临床中发挥了越来越重要的作用。

AMCT理论认为，四肢或头部的特定的动作会使某节脊椎骨发生运动，而如果这节脊椎骨存在偏位，也会相应地通过两侧头臀肌肉的牵拉，表现在两腿长短的变化上。因此，对于每一位患者的诊断和治疗过程中都需要检查其下肢长度的变化，这种变化反映了人体的平衡状态，整脊师在脊椎或四肢关节可以找到相应的半脱位的位置，最后再进行矫正，并对治疗前后的腿长变化、半脱位的位置和治疗的效果进行记录。

活化器是一种能够发出高速度、低幅度冲力的脊椎矫正设备，通过手动的辅助可以对人体的脊椎和四肢关节产生矫正的作用。活化器技术的主要特色是速度，若速度太慢的话身体的抵抗力会较大。经研究，若以快速度的力量，身体肌肉还来不及产生抵抗反应时就已发生作用而达到效果，因此速度是矫正功效的主要因素。

AMCT的特点可以用简单、安全、有效来概括。即使在没有X线片的情况下，也可以从患者下肢长度的变化基本了解患者脊椎的偏位情况。有一项研究表明运用徒手整脊操作，测量目标椎骨上所承受的有效推力时发现，外力总和为238N，而实际的目标胸椎横突仅仅接收到了5N，仅占总和的2%，所以得出结论，绝大部分的治疗效力被非目标组织所接收。而基于AMCT的特点，它可以减少或避免这种无效应力的发生。

与AMCT有同样理论的还有汤普森技术（Thompson technique），后者已有近60年历史，其技术中包括AMCT所没有的肋骨上升、肋骨旋转和腰椎滑脱的治疗，Thompson的设备如整脊椅、整脊床等也是整脊技术的重要内容。而AMCT中对脊柱半脱位的分析则是汤普森技术所缺乏的。

二、非推力技术

（一）关节松动术

关节松动技术是指治疗者在关节活动范围内完成的一种针对性很强的手法操作技术，其主要目的是恢复最理想的活动范围（ROM）和运动的质量，并使施术的关节感到舒适。关节松动术应用非常广泛，其手法力度和操作范围根据等级和程度有严格的划分。因澳大利亚的麦特兰德（Maitland）对这一技术的发展贡献很大，故此也将关节松动术称为"麦特兰德手法"或"澳氏手法"。其具体的技术类型包括振动术、牵张松动术等。

不同力度的振动术是关节松动术的形式之一，操作时将压力交替作用于关节活动范围内的不同部位，根据施术的目的来决定振动的幅度。不同力度的振动术的本质是激活机械性刺激感受器，从而有助于减轻疼痛，恢复本体感受器的功能。

逐步递进的牵张松动术包含一系列连续的短幅、有弹性的压力或一系列短幅牵张运动。牵张或按压的力度随活动范围的增加逐步递进。和振动术一样，这种牵张术的力度也分为1~4级。递进牵张松动术主要应用于机械组织或软组织功能紊乱。

持续牵张松动术是一种可承受的、渐进递增式不被打断的牵张力或压力。持续牵张术很可能会引起反应性的关节周围软组织挛缩。胶原纤维的重新排列和黏度的变化，会提升脊柱关节附近软组织的可伸展性，从而有助于改善关节的活动度。

（二）低幅牵引-分离技术

牵引是关节的被动平行移动，发生于关节水平面的合适角度，引起关节面分离。Kaltenborn 根据牵引的三种疗效来对其进行评价。在1级疗效中，不产生关节分离，因为牵引力刚好与作用在关节的压力相抵消，这种压力来自于肌肉紧张、关节突间的紧密结合力和空气压力；2级疗效是对关节周围的软组织产生一种收紧效应，被形容为"勒紧作用"，3级疗效需要更大牵引力，以产生拉紧超关节软组织的效果。治疗的首要目标是恢复正常、无痛的关节活动功能。牵引牵引既可测量肢体分离和肌肉，也能缓解由周围软组织造成的局部疼痛。

牵引可以演化为多种不同形式，几乎各种摆动手法牵引均可在临床中使用，可配合摆动术，也可保持牵引下施术部位静止。也就是说，关节摆动术（或振动术）、慢节奏的拉伸或者保持静止的牵引均可引发关节纵向的运动。牵引可以手法操作或者由机器操作，可以保持静止，也可以是有节奏的；可快可慢；牵引力可强也可柔和；可对称也可不对称。术者必须明确了解这些丰富的变化，以便满足患者的需求并使操作符合术者能力。牵引的疗效无须局限于局部，但可以通过仔细定位以达到尽量精确。

屈曲分离法是关节松动术或分离技术的一种靠机器协助的形式，它将整骨疗法和整脊疗法结合为一种技术。屈曲分离法发展成为整脊技术，大部分要归功于整脊专家 James Cox 教授的研究。Cox 教授对该技术的起始研究是建立在整骨专家 J. V. McManis 的研究基础上的，而且，Cox 整脊床的设计构思就是直接模仿了1900年初的 McManis 整脊床，并由其改进而来（最开始叫做 McManis 床，后来称之为 Chiro-Manis 床，现在叫做 Zenith-Cox 床）。

Cox 法应用了一组分析方法，包括物理检查，骨科、神经科检查和影像资料。这些影像资料可以显示椎间盘损害、平面综合征以及影响下腰部的其他疾病。具体治疗的方法是：患者俯卧于整脊床上，术者的手置于要牵引的椎体的上位椎体棘突，放松局部软组织及关节后，压下整脊床尾的手柄，使俯卧的患者身体被屈曲，腰椎被牵拉开，再压下骨盆块。这个过程会引发一个"泵效应"，并重复3次，在每次之间间隔数秒。而针对其安全性及风险因素的评估方面，Cox教授强调，一定要建立患者对于分离牵引的耐受性，有的时候这种分离牵引治疗会被延迟，直到患者通过其他的方法比如冰敷、触发点、电热疗法等实现对疼痛的耐受性。

类似Cox法这样的屈曲牵引的方法还有很多，其中大多数要借助整脊床的帮助，比如Leader整脊床、颈椎机动牵引床等等，还有一些通过徒手牵引来完成治疗的（如颈椎牵引）。这一系列的方法都可以刺激局部痛觉感受器，改善椎小关节关系，恢复脊柱曲度，并达到减轻疼痛的目的。尽管Leander Eckard和Thomas Hill各有自己的牵拉理念及设备，但是James Cox的前屈牵伸理念更被广泛接受。

（三）麦肯基（Mckenzie）法

麦肯基法是与腰椎伸展训练联合应用治疗下腰痛（LBP）最常用的方法，它既是脊柱疼痛的诊断方法，同时也是治疗方法。它是建立在对重复运动和固定的体位对患者的症状和脊柱生物力学的影响的结构性评估的基础上的。术者根据问询和查体，了解患者在负重下的症状反应和机械性反应，并据此决定在临床治疗计划中应当采取哪些具体的运动、体位和动作，而哪些应该避免。有研究表明麦肯基法可以更好地区分盘源性疼痛和非盘源性疼痛以及功能正常的和不正常的纤维环。

麦肯基法将机械性疼痛列入以下三种综合征之一：即体位性综合征、功能障碍综合征和功能紊乱综合征。每种综合征都被认为是独特的和独立的功能紊乱，然而，它们却经常在同一个体上同时出现。操作时主要是针对患者对应力的症状性反应和机械性反应来应用机械应力进行治疗。具体来说，麦肯基法是通过使疼痛"中央化"的运动（也就是减轻肢体末梢症状的办法）来治疗患者的疼痛。在麦肯基法治疗手段中，有相当数量的自我疗法，患者在治疗初始阶段就要学习理解预防手段的作用，并要理解哪些功能锻炼、体位或运动是有益的，哪些不是。麦肯基认为现在临床上的各种脊柱推拿治疗并非适用于所有的颈腰部疼痛人群，仅有少数不能通过自我治疗解决症状的患者才适合该方法。

（四）软组织操作法（STM）

STM技术被定义为作用在肌肉、韧带、肌腱、筋膜和其他结缔组织的物理治疗方法，目的是以手法操作缓解疼痛和改善功能障碍。其常见原因是软组织损伤导致的纤维化以及弹性和力量的下降。肌肉、肌腱、肌筋膜、韧带的急性或反复创伤可以造成软组织损伤和纤维化，同时内脏疾病也可导致反射性的肌肉僵硬。

软组织操作法的目的是促进血流量和提升体表温度。对普通患者、风湿性关节炎患者、痉挛性瘫痪患者进行四肢软组织的深度按抚和揉捏，临床上会产生显著的持续血流量增加和皮温升高，按摩还可以引发血液黏稠度、血细胞计数、血浆黏稠度的下降。另有研究表明，按摩后引发的来自副交感神经系统的松弛反应能降低血压、心率，并引起皮温升高。

软组织操作法又包括按摩技术、结缔组织按摩法和多功能技术等多个流派。

1. 按摩技术

按摩技术的产生早于现有记录。如今，经典、传统的按摩方法成为许多其他治疗法的基础。按摩手法的变化包括轻抚法、揉捏法、揉皮法、捶肌法和牵拉法。在大多数按摩疗法中，润滑剂的使用也可增加疗效。有人推荐短时间按摩可应用水质护肤液，这种护肤液能很好地被皮肤吸收；而长时间按摩则推荐使用油质护肤液。

2. 结缔组织按摩法

1929 年，德国理疗师 Elisabeth Dicke 发明了结缔组织按摩法，后来发展为一种应用于人体表面结缔组织的深层的软组织操作法。这种按抚技术是摩擦法的另一类型，主要是用了指牵拉皮肤和皮下组织，使之与皮下肌膜分离。运用此法可滑过皮肤、皮下组织和其他对应脑反射区的结缔组织的紧张确定椎体病变节段，如皮肤上对应的脑区如出现痛觉过敏，可提示内部组织病变。系统化的应用结缔组织按摩法，需要医生耗费大量时间来学习和实践，不过，也可分别应用该技术的不同方法，而无须全套照搬。结缔组织按摩法既具有反射效应（对循环和疼痛），同时也具有物理效应（拉伸和松动结缔组织）。

结缔组织按摩法的基本特性是对结缔组织施加拉伸力，以产生所需的物理和反射效应。患者多取坐位，腰、臀部外于适当角度，在临床上也可取侧卧位、俯卧位和仰卧位。先通过对四肢的观察来评估病情，按者施以触诊，从而发现筋膜组织损害。

结缔组织按摩法的起效机制基于反射假说，此法据说可引起营养性物质的释放，会刺激自主神经系统，具有强力扩张小血管的作用，并可引发血管渗透性增加，从而导致微细血管液体丢失。有人认为拉起皮肤的按抚法的刺激机制是通过适度的刺激引起所需的本能反射。

3. 多功能技术

此组技术着重于机体内部组织之间的关系和功能，它更注重运动而不是体位，更注重运动的质量而不是数量。通常该技术的目的是避免机械性刺激感受器和伤害感受器加大输入疼痛信号，并减弱紧张的脊椎周围肌肉引起的纺锤体反射，从而恢复关节的正常活动和肌肉紧张度。其典型特点是，所治疗的关节常处于被动体位，以缩短被刺激的肌肉纺锤体，从而减少异常信号的释放和输入。多功能技术又有拉伸 – 抗拉技术、体位释放治疗法（PRT）、肌筋膜释放技术（MRT）、主动性筋膜释放技术［又称为主动性释放技术（ART）］、肌肉能量技术（MET）、手法阻抗技术、后等容放松法（PIR）、本体感受神经 – 肌肉简易治疗法（PNF）等多种不同操作形式，基本上都是通过矫正体位、调动和刺激人体感受器来达到调整肌肉骨骼神经系统的目的。

（五）Logan 基本技术

Hugh B. Logan，D. C 发明了 Logan 基本技术，他的基本理念首先是强调身体必须有正常的结构才能有正常的功能。其次，该技术会系统性地考虑重力对脊椎和其相关结构的影响，Logan 认为骶椎是人体生物力学体系的重点，因为它对脊柱有支持作用，并帮助脊柱活动，Logan 假设处于最低的且自由可动的椎体将朝着骶骨（上一椎体）向下方偏移的一侧旋转，也就是说，该椎体将向支撑最少的一侧旋转，而脊柱下段承受不均的重力或不均力量自上而下传导至骶骨是腰肌扭伤和脊柱节段半脱位的病因，由此，他认为骶骨的病变会影响脊柱。因此，恢复正常的腰骶脊椎排列关系是减少脊柱受累的必不可少的条件。首要的治疗方案应转向提供更加平衡的脊柱下段负重，保持骶椎基线水平，并使从上部躯干传导下来的重力更加平衡。

根据 Logan 基本技术，可以通过姿势分析、脊柱触诊和分析（静态和动态）、全脊柱的 X 射线测定、脊柱不同姿势下的肌肉清性、疼痛阈值点降低和模式、双边显尺及其他仪器仪表来进行脊柱力学和重力平衡评估。Logan 的治疗法主要是矫正脊柱的扭转和减缓与这些扭转相关联的病理机制，通过熟练的运用轻、中力度手法准确的沿骶结节韧带和骶棘韧带进行按压达到这一目的。具体地说，Logan 的治疗程序旨在矫正人体整个系统、运动部位和运动单位的异常的支持和运动要素。

（六）脊柱疗法

脊柱疗法是由 Janse 定义的，是一种通过对相关椎体的机械刺激或电刺激来正确判断和治疗内脏疾病的方法，通常采用间断的敲击或震动的方式。

脊柱疗法是通过放在脊柱棘突或双侧竖脊肌上的示指或中指或两指共同完成的。同时用另外一只手在定位好的棘突或竖脊肌的手指位置上迅速地上下敲击，并持续大约 5 分钟。在这段时间内应敲击大约 15 下比较适合。该疗法通常应用于 3 个或 4 个相邻椎体之间，由此发出的脊神经支配的是相同节段的内脏器官。

通常患椎在触诊时会有明显疼痛感，而治疗区域内敏感性的轻度增加则提示已达到所需的刺激水平。轻柔的持续的按压、时长超过最初的刺激手法的持续时间，就能通过休息状态达到松弛的效果，而持续的重手法则会因产生神经阻滞而最终导致抑制作用。连续的打击、冲击或震动最终会因反射疲劳而导致神经抑制，而间断的打击、冲击、震动或类似正弦曲线般的手法频率则会延长机体参与反应机制的初始刺激时间。

以上介绍了当今整脊技术的众多流派。随着各国医学的不断交流，中国传统古老的中医正骨和中医理筋技术与新兴的西方整脊技术的碰撞，在中国台湾、新加坡等地形成了独具特色的脊柱治疗方法，这一新技术、新方法势必在我国快速发展的社会中产生深远的影响，必定能够为我国居民的身体健康、家庭幸福产生积极的影响。

第三章 整脊手法技术规范化术语介绍

一、关节解剖和基础生物力学

杠杆：杠杆是指在力的作用下围绕一固定点（称之为轴或支点）转动的刚性杆。

人体平面：可用于描述人体的结构位置和功能运动方向。标准体位或解剖学体位是身体直立，面朝前，手位于体侧，手掌朝前，足尖朝前。矢状面是由前向后贯穿人体的垂直面，矢状面将人体分为左右两部分。冠状面是从人体一侧到另一侧的垂直面，也可称为额状面，它将身体分为前后两部分。横切面就是水平面，将人体分为上下两部分。

运动轴线：轴线是一条围绕其产生运动的直线。轴线与参考平面有关，主轴线彼此之间互成直角。这些轴线用 X、Y 和 Z 标注，表示为三维坐标系统。该坐标系统在确定每个关节可能发生的旋转、平移和曲线运动的类型和范围方面具有重要意义。

关节活动：运动可以被定义为物体位置的连续变化，并可以被描述为旋转、平移或曲线运动。旋转运动是围绕轴线发生的。平移是线性运动。滑动和滑行用于表示关节面之间的平移运动。曲线运动兼有旋转和平移运动，是人体关节产生的最常见运动形式。

滑膜关节：是人类四肢骨骼中最为常见的关节，代表高度进化的可动关节，由骨性结构、关节软骨、纤维软骨、滑膜、关节囊和关节受体组成。

骨性结构：是关节的支撑结构，通过形成施加内部及外部作用力的杠杆臂，使该关节具有特定的性能。

关节软骨：是一种覆盖在滑膜关节表面的特殊类型的透明软骨，有利于传递载荷及减少摩擦。

纤维软骨：比其他类型的软骨具有更高的纤维含量，它具有不规则致密结缔组织和关节软骨的双重属性。纤维软骨形成椎间盘及位于耻骨联合和其他四肢关节（如膝关节）之中的软骨盘，其作用是支持和稳定关节，并分散作用于关节上的压力。

滑液：是通过滑膜产生的、为无血管的关节软骨提供营养，并产生有助于润滑和保护关节软骨面的血液渗滤液。

张力：张力出现在关节结构被纵向拉伸时。张力载荷引起拉伸动作可产生大小相等、方向相反的载荷，方向从关节面向外，其拉伸应力和应变向内。因此，拉力会使关节结构的间距增加，导致结构的横断面面积减少。

压缩力：压缩出现在载荷将物体推挤在一起时，此时还会产生变形应力。组织结构受压缩时的特性，在很大程度上取决于其长度以及施加载荷的大小与时间的长短。

剪切力：剪切载荷以成角方式导致组织结构内部变形，其施加的载荷与结构表面平行。生物体在剪切力的作用下可引起滑动。

扭力：物体扭曲时发生扭转，引起扭曲的力被称为扭力。扭力是围绕结构的长轴沿相反方向施加的平行作用力所产生的载荷。

肌肉：肌肉的作用是移动骨骼使人体完成日常工作。人体肌肉有三种类型：横纹肌（骨骼肌）、平滑肌和心肌。

韧带：韧带通常呈条索状或束带状，由类似于肌腱的致密结缔组织构成。分别由Ⅰ型和Ⅲ型胶原纤维组成，成行排列的成纤维细胞分布其中。

椎间盘：椎间盘是位于相邻椎体之间的黏多糖纤维软骨结构。具有负重和运动的功能。椎间盘由三个不同的部分组成，即纤维环、髓核和软骨终板。

二、关节评估术语

半脱位：正常相邻关节的解剖结构或生理关系的动态改变；在这一运动节段，尽管关节面之间的接触是完整的，但运动的完整性或生理功能却被改变；两个相邻关节的结构异常关系可能会留有功能或病理后遗症，导致这些关节的结构或躯体在生物力学或神经反射上的改变，这些改变可以直接或间接地影响关节的结构或躯体功能。

半脱位综合征：一系列涉及骨盆、脊柱运动节段或外周关节的病理生理或功能不全的症状和体征。

半脱位复合体：运动功能障碍的理论模型（半脱位），包含了复杂的相互作用以及在神经、肌肉、韧带、血管、结缔组织上的病理改变。

关节功能障碍：关节生物力学揭示了没有结构改变的功能障碍区以及影响关节的运动和范围的微关节功能障碍。功能障碍体征以运动减小、运动增加或运动异常为代表。

关节低移动性：成角或线性关节运动能力的降低。

关节高活动性：关节成角运动或线性运动幅度增加，通常不表现出典型的异常关节运动。

躯体功能障碍：相关的躯体成分如骨骼系统、关节与血管、淋巴管和神经元素的功能改变或受损。

骨性损伤：在肌肉框架结构或者功能障碍的基础上，同时伴随着其他生物力学的功能障碍。骨性损伤是一个通常用来描述局部肌紧张或者僵硬及失序并影响到其他生物系统的词汇。

关节固定：即一个关节暂时处在一个位置而非运动的状态，它通常会出现在生理运动的任何阶段；如果这个关节休息或者当关节在运动中处在一个休息体位时，表示这个关节在运动位置中固定。

　　关节间紊乱：包括椎间盘内部紊乱、脊柱后部小关节的紊乱和压缩屈曲损伤，这些紊乱可导致机械性阻挡和运动节段非水平面运动，造成关节囊、纤维环紧张或两者同时紧张，引起关节交锁和背部疼痛。

　　关节失稳：关节线性和异常活动的增加。旋转的瞬时轴（重心）与运动模式发生紊乱。

　　主动运动：不在外界协助下完成的运动。患者独立运动关节。

　　粘连：异常粘连的纤维束或纤维组织。

　　骨盆前倾：骨盆的一种体位。在该位置下，经过髂前上棘的垂直面会位于经过耻骨联合垂直面的前侧。该体位与腰椎过伸和髋关节屈曲相关。

　　自由度：在一个需要准确指定目标位置的坐标系统中，独立坐标的数值。绕轴旋转或沿轴翻转是一个自由度，脊柱有六个自由度，因为它可以绕三条轴旋转，同时沿三条轴翻转。

　　错位：脱离正常位置的状态，椎体与其相关结构的一种脱离关系。

　　运动障碍：主动运动力量的缺失导致的运动不完整，属于异常的活动。

　　固定：常发生在一些生理运动中，关节被强制固定在某个位置上的状态；当关节运动静止时或运动到某一位置时，关节运动能力的丧失。

三、手法治疗术语

　　手法，是指整脊医师运用双手运动、调节、操作、牵引或按摩躯体及内脏器官的整个操作过程。

　　矫正手法：利用控制性力量、杠杆作用、方向、振幅和频率的任何整脊治疗手段。

　　（1）利用作用于特殊解剖位置的长或者短杠杆手段达到的关节操作手法。其特征是在一定的速率、振幅和方向下施加轻度振动推力，矫正经常伴随弹响声（空腔效应）。

　　（2）利用特定的控制性力量、杠杆作用、方向、振幅和速率作用于特定关节和解剖区域的整脊治疗。整脊医师经常运用这些手段来干预关节和神经的生理功能。

　　关节松动术：可被定义为一个被动运动疗法，它可以提升关节活动度，但并不超过其解剖范围，是一种轻巧、反复、有节奏的关节运动，患者可以耐受。关节松动术的主要目的是恢复最理想的活动范围（ROM）和运动的质量，并使施术的关节感到舒适。

　　牵引：应用手动或机械力，使关节表面持续或间歇性的分离，是一种被动运动疗法。其作用原理是通过帮助调整生理休息区域，减轻负重区域的压力（轴向加载），产生一个作用于滑膜关节和间盘的细微活动，或可加大椎间孔距离。

　　软组织矫正技术：是作用在肌肉、韧带、肌腱、筋膜和其他结缔组织的物理方法，是以手法操作缓解症状。具体目的是要改善软组织血管分布和伸展性、促进血流量和提高体表温度。

软组织矫正法包括按摩（按抚法或轻抚法、捏合或揉捏法、震动或轻叩法以及横向摩擦按摩法）、结缔组织按摩、扳机点治疗法、肌筋膜减张术、体壁反射技术。

（1）轻抚法：即滑动或按抚。术者以双手轻按患者皮肤，手的按压力均匀地分散开，操作时可深可浅，效果是普通的肌肉放松和表皮发热，局部皮肤略发红。在单个治疗过程中，也推荐以此法开始和结束。

（2）揉捏法：指在应用交叉纤维轻抚或拉伸动作于皮下软组织的过程中，抓住皮肤及其下的肌肉组织的操作。该技术的目的是改善软组织－液体交换、血管分布以及皮下组织、深层软组织的结构。

（3）捏皮法：上提皮肤以脱离皮下筋膜层，适用于长的肌肉和脊柱，是揉捏法的变异。具有使表面筋膜发热和软化的作用，并能引起皮下感受器的反射性刺激。

（4）轻叩法：是一种应用于软组织的快速轻叩或振动的动作，常用于四肢。

（5）摩擦法：指用掌面或拇指的边缘在较小范围施行的缓慢的、压力稳定的操作手法。主要目的是引发穿过肌筋膜或韧带组织的快速的横向运动，从而松解粘连，促进渗出物吸收。

扳机点：即软组织的痛性结节，可定义为过度敏感的点，它的位置通常在骨骼肌的条索上，按压时会产生疼痛并可会加重具有特异性的牵涉痛、触痛和一些自发现象。

着力点：在整脊疗法中，与患者相接触的矫正手的位置。其中有 12 种着力点：①豌豆骨；②小鱼际；③第五掌骨（手成刀刃状）；④手指；⑤远端指间关节；⑥近端指间关节；⑦掌指关节或食指；⑧指蹼；⑨大拇指；⑩大鱼际；⑪掌根；⑫手掌。

触诊：通过手触碰进行感受，应用多种按压手法于身体表面，以判断所诊查部位的形状、大小、位置、内在移动性以及皮下组织健康状况的方法。

第四章　整脊手法技术设备介绍

　　美式整脊床是美式整脊新方法的一项进步，通过专门的设备可以有效地协助医生进行手法治疗。美式整脊床是一种专业的、可操作性的设备，通过压力设置，可以在治疗过程中调整压力和床位的高低以适应患者的体位。一个好的整脊床及整脊工具能让患者更加舒适，并能提高整脊者的效率。也有一些整脊设备专门为某些特殊手法设计，但大部分的整脊床可满足一般矫正需要。

　　在应用整脊床时，应养成良好的使用习惯，医生应根据每个人身高的不同，选择合适的整脊床，并在整脊床头部板块使用干净的纸巾使患者脸部隔离床面保持卫生。医生应根据患者的高矮、胖瘦、手法矫正方式及需要调整的部位选择合适的高度的整脊床。对骨盆、腰椎和胸椎矫正时整脊床的高度范围从低到高，最低跟地面一样，中间高度要到达医生膝关节的最高高度。对仰卧位颈椎进行矫正时，应该选择稍微高一点的整脊床，减少医生背部的压力。

　　现在整脊床的种类包括平坦式长椅、膝胸式床、升降床、高低床、手动和自动牵引床、液压升降床等。常用的是带有落板效应的液压升降床（图4-1、图4-2），该床属于关节相连式液压整脊床，有可活动的头部板块、胸部板块、骨盆板块及脚部移动板块，根据患者调整其俯卧位、仰卧位及两边的位置。当患者在仰卧位时，整脊床的头部板块应抬高，其他部分比头部高度低。当需要矫正颈椎或上胸椎时，头部板块应调低一些。当患者需要俯卧位时，为了达到舒适自然的体位，可使头部板块轻轻降低，脚、骨盆及胸椎板块轻轻升高。现在具有3D功能的治疗床已经面市（图4-3），治疗师可将患者平稳而安静地移动至治疗和解剖学关键部位，利用该床的牵引、弯曲、

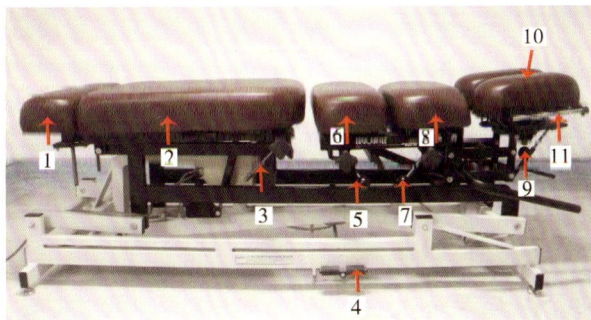

图4-1　Adjusting Treatment Table ES2000

1. 脚板块　2. 骨盆板块　3. 骨盆板块可扳起杠杆　4. 脚踏升降板　5. 腰部可扳起杠杆

6. 腰椎板块　7. 胸椎可扳起杠杆　8. 胸椎板块　9. 头部可扳起杠杆

10. 颈部板块　11. 卷纸杆

17

侧曲、旋转特点及重力特性，实现三维活动治疗。治疗床的外观设计、双电机系统和可承重所有活动部件的框架，促使治疗师的工作更符合人体工程学，可带来更好的疗效。

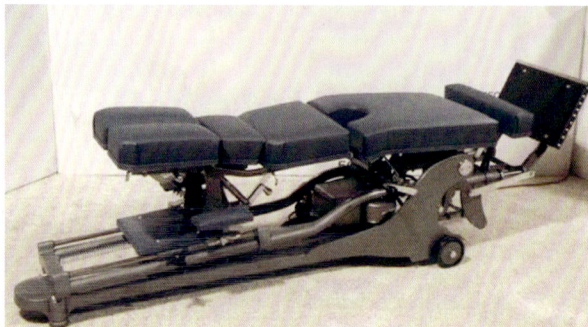

图4-2 Re-Conditioned Zenith 210 GrayLine

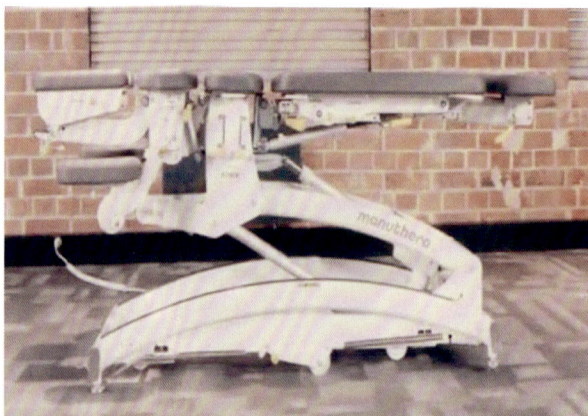

图4-3 manuthera LOJER

落板效应应用及作用机制

落板降落的机制：先将落板升起，当医生给患者足够大的矫正力时，落板随后做自由落体运动。落板可以升到固定的高度。虽然是固定的同样高度，但落板产生的反作用力是不同的，这样力的大小取决于三个方面：一是患者体形及体重的大小；二是需要矫正部位组织张拉的程度；三是矫正者发力的大小。落板效应机制中力的大小不应针对患者而言，这种力应认为针对整脊床发力，而不是患者。尽管没有临床数据支持，落板机制已经被推荐作为增加矫正效率的一种技术。一种观点认为矫正的力和能量可能减弱，因为下落的板块降低了整脊床和患者的反作用力；另一种观点认为矫正时力是被加强，通过产生于落板关节部位的反作用力，因为在矫正时术者的力通过落板得以其维持。

第五章　脊柱及四肢关节基础解剖

第一节　脊柱基础解剖

一、颈椎

颈椎在维持头的状态时具有不稳定性，亦具有很大的活动度。颈椎提供了平衡头部的功能，同时对细微的打击力，甚易受创伤力的伤害。颈椎关节面允许向各个方向的活动，因此颈椎是脊柱中活动度最大的部分。

（一）上段颈椎的解剖功能（图 5 – 1、图 5 – 2）

骨性结构：寰椎（C1）、枢椎（C2），寰椎由前后弓及两个侧块构成，前弓后面与枢椎齿突相关节，两侧块上有上关节凹，与枕骨髁构成寰枕关节，下关节面与枢椎构成关节。枢椎椎体向上凸起，称之为齿突，与寰椎前弓后面形成寰枢关节。

重要软组织：寰枕关节周围有覆膜、寰枕关节囊包绕；寰枢关节周围有寰椎横韧带、上下纵束构成的十字韧带、齿突尖韧带、翼状韧带。枕后短肌包括头后大直肌、头后小直肌、上斜肌、下斜肌，这些肌肉均由 C1 颈神经的运动纤维和 C2 颈神经的本体感受相疼痛纤维的支配。寰椎枕肌群在维持上颈段结构稳定方面有着重要作用。

运动功能：寰枕关节允许头部进行 40° 的屈伸运动，寰枢关节允许头部围绕齿突进行 30° 的水平旋转，枕后短肌群、胸锁乳突肌及头夹肌为头部旋转提供动力，颈夹肌、头夹肌、头最长肌、斜方肌等为头部屈伸提供动力。

常见畸形：颅底陷入症、寰枕融合、寰椎后弓缺如、齿突发育不良等，故应在整脊疗法前行必要的影像学检查。

（二）下颈段 C3 ~ C7 的解剖功能（图 5 – 1、图 5 – 2）

骨性结构：共 5 节。C3 ~ C6 椎体大致相同，椎体小，椎孔较大，椎体上缘的后部区域凸起形成钩突，与上位椎体形成钩椎关节，以加强和稳定椎体间连接，引导关节旋转和侧屈运动，同时限制颈椎过度侧屈。椎体的横突有横突孔，椎动脉通过横突孔向上走行，两侧横突孔后上下缘各有一对有关节突，上下位关节突构成关节突关节，维持颈椎稳定。椎体上位和下位椎弓根的切迹形成椎间孔，内有神经根走行。棘突短而分叉，以便更好地让韧带和肌肉附着。C7 椎（隆椎）棘突长且细，末端有结节，它的下关节突近似于胸椎，上关节突与 C6 脊椎相联系。C7 椎体没有钩状突，没有横突孔。横突可能扩大或发展为颈肋，可能导致胸廓出口综合征。

软组织结构：椎体间有椎间盘连接，椎体前后部有前、后纵韧带，椎弓间有黄韧带维持颈椎稳定。颈部深层肌群：颈夹肌、头夹肌、头半棘肌、颈半棘肌、头最长肌；浅层肌群：斜方肌、胸锁乳突肌等。

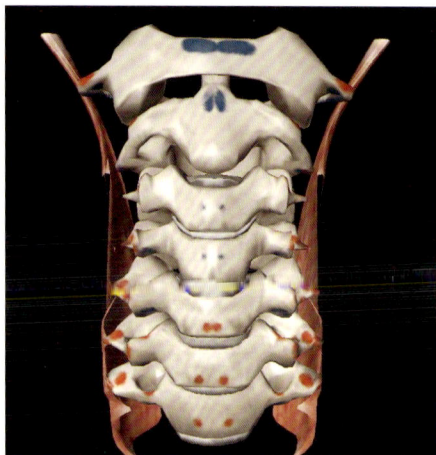
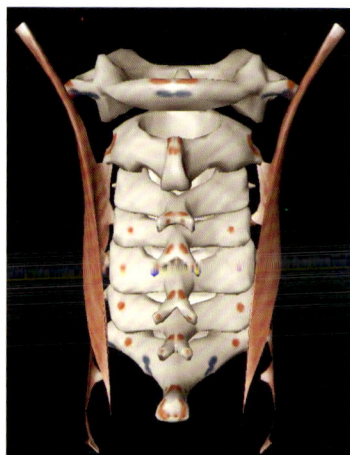

图 5 - 1　颈椎前面观　　　　　　　图 5 - 2　颈椎后面观

运动功能：下颈椎的骨性结构及软组织协同作用增大颈椎的前屈、后伸、侧屈、旋转幅度，同时骨性结构对于重要神经、血管组织起到保护作用，颈椎曲度能增加脊柱的弹性，缓冲震荡，保护脊髓和大脑。

常见畸形：颈椎先天融合（以 C2、C3 最常见）、颈肋（多见于 C7）、颈椎椎板裂等。

二、胸椎

骨性结构：胸椎共 12 节，均由前方的椎体和后方的椎弓组成。胸椎椎体自上向下逐渐增大，横断面呈心形，在椎体两侧面后份的上下缘有上、下肋凹，与肋头相关节。关节突的关节面几近呈冠状位，上关节突关节面朝向后，下关节突朝向前。棘突较长，朝向后下方，呈叠瓦状排列。第 1 胸椎棘突较粗大并水平向后，椎体两侧为圆形的全肋凹和半圆形的下肋凹，第 9 胸椎可能出现下肋凹缺失，第 10 胸椎胸椎只有一个上肋凹，第 11、12 胸椎各有一个全肋凹，横突无肋凹（图 5 - 3）。

软组织结构：包括骨连接和肌肉。骨连接有椎体间的连接和椎弓间的连接。椎体间的连接：椎间盘、前、后纵韧带。椎弓间的连接：黄韧带、棘间韧带、棘上韧带、横突间韧带、关节突关节。肌肉由浅层至深层包括：斜方肌、背阔肌、菱形肌、下后锯肌、胸最长肌、胸髂肋肌、胸半棘肌、多裂肌（图 5 - 4）。

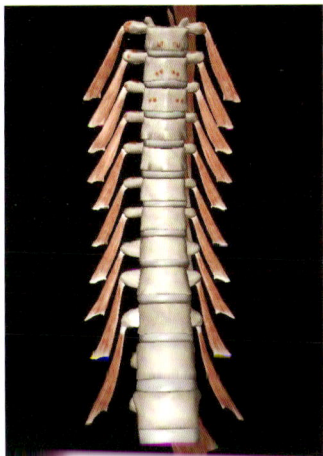

图 5-3 胸椎前面观   图 5-4 胸椎后面观

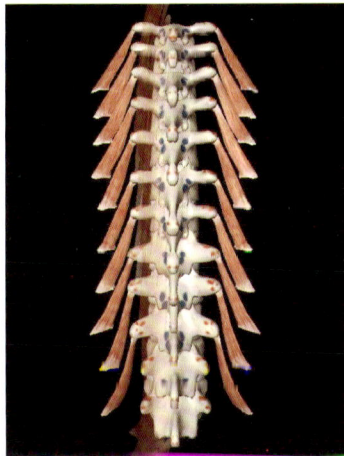

运动功能：胸椎的肋刺结构与其支伸结构决定了胸椎保护内脏的作用要远大于其椎体间的移动作用。胸椎组成胸廓的后部，除保护、支持作用外，还参与呼吸运动。虽然胸椎周围解剖组织让胸椎成为脊柱中活动度最小的脊柱部分，但是这些胸椎单元的微小的功能活动依然是重要的。在临床上，更多的关注都放在了颈椎和腰椎上，由于胸椎上手法的操作会影响自主神经系统的基础，所以胸椎是必须要关注的部位之一。另外，胸肋关节的存在，使胸椎成为一个特殊的部位。最后，这个部位很容易受不良姿势的影响，造成胸椎和周围的软组织的疾患（如肌筋膜的疼痛症状）。

三、腰椎

骨性结构：腰椎共 5 节，椎体粗壮，横断面呈肾形，其上下部及周围平坦，并逐渐向中心凹陷。椎孔呈卵圆形或三角形。上关节突宽而粗大并且分离，位于下关节突的外面，关节面几近呈矢状位，乳状突位于上关节突上面和向后的边缘处。棘突宽而短，呈板状，水平伸向后方。横突较长并且较薄，其前侧面和后侧面较扁。它们产生于椎板的连接处，并被认为相对薄弱，第二腰椎横突是腰椎最长的横突（图 5-5）。

软组织结构：包括骨连接和肌肉。骨连接有椎体间的连接和椎弓间的连接。椎体间的连接：椎间盘及前、后纵韧带。椎弓间的连接：黄韧带、棘间韧带、棘上韧带、横突间韧带、关节突关节。肌肉由浅层至深层包括：背阔肌、下后锯肌、胸最长肌、腰髂肋肌、多裂肌（图 5-6）。

运动功能：腰椎是承重最大的脊柱节段，腰椎在躯干活动时有巨大的应力变化，腰椎关节面通常承受腰椎轴向压力的 18%，而在后伸的姿势上最多可达 33%，脊柱的扭转力最多有 45% 来自于带有关节囊的小关节，因此，在这个领域中应掌握腰椎的力学知识。腰椎可以完成前屈、后伸、侧屈、侧旋三维六个自由度的运动功能，而且腰椎的运动必然伴随有多个方向的复合运动，因此，应理解腰椎的运动特点。

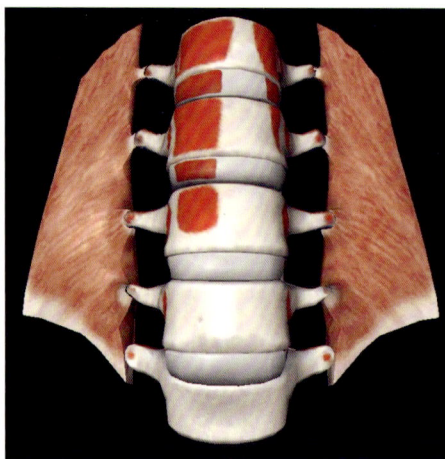

图 5 - 5　腰椎前面观　　　　　　　　　　　　图 5 - 6　腰椎后面观

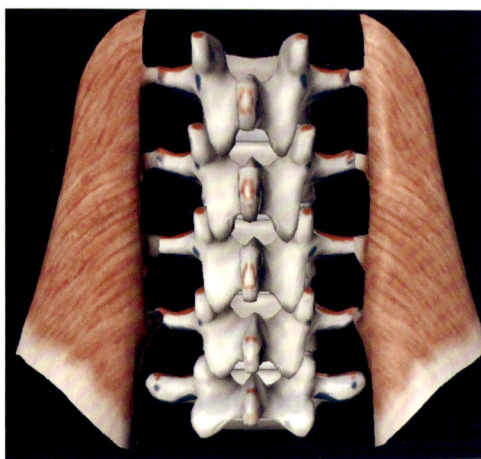

　　腰椎椎间盘的髓核位于椎间盘稍后方，椎间盘和椎体高度比例为 1∶3，这样的关系和胸椎相比允许更多的活动，并且维持有效的加压形式，椎间盘强大的抵抗力可以抵抗轴向的压缩力。

　　腰椎椎管包含、支撑和保护腰膨大的末梢部分，包含腰膨大部分（脊髓圆锥）和远侧的马尾神经。硬膜囊及其附属结构不是自由的活动结构。一系列的韧带连接结构，叫做 Hoffmann 韧带，都规定在一个特殊的范围内，使硬膜囊稳定在椎管内。尽管脊髓活动是有限的，但脊髓在不同的活动中也证实了其灵活性。

四、骶髂关节

　　骨性结构：骶髂关节位于骨盆后壁骶骨和髂骨之间，由骶骨耳状面和髂骨耳状面构成，骶骨耳状面以凹或凸面紧密嵌入髂骨的凹或凸面内，使两个关节面密切相嵌。骶髂关节在解剖上可视为远端为软骨联结、近端为滑膜关节的复合体。骶髂间隙，实际上包括滑膜部和韧带部两部分。滑膜部位于骶髂间隙的前下部 1/2 ~ 2/3。

　　软组织结构：骶髂关节周围有髂腰韧带、骶髂前韧带、骶髂后韧带、骶结节韧带、骶棘韧带，另外骶髂关节耳状面周围有关节囊，可增强其稳定性。

　　运动功能：骶髂关节的形状和外形是独特、重要的。关节表面位于侧面，呈耳状、"C"形或者"L"形。关节表面不同的轮廓，形成互锁的仰角和俯角。这个骨性结构是组成骶髂关节的关键性骨结构，并通过骨盆结构有效地分配轴向压缩力。来自下肢的力等分地向上传导到脊柱，并向前传导至耻骨联合。来自脊柱的重力向下等分到骶髂关节的两侧。

第二节 四肢关节基础解剖

一、肩关节

骨性结构：肩关节由肱骨头与肩胛骨的关节盂组成。肩胛骨上的关节窝并不深，它与肱骨头不完全吻合，盂唇是环绕在关节窝周围的纤维软骨结构。它为与肱骨头相接触提供了更大的面积，来协助保持关节稳定。

软组织结构：肩关节的韧带连接骨与骨之间并成为关节的次要稳定因素。盂肱关节韧带在关节囊前部起一定的加固作用，并防止肩关节过度外旋与外展。喙肱韧带可加强关节囊上部，防止过度外展和过伸。肩锁韧带加强关节囊上部。稳定肩锁关节的韧带，包括锥状韧带和方形韧带。

肩关节的活动度较大，其周围存在大量肌肉维持关节稳定，并有 8~9 个滑液囊来减少肩关节移动时的摩擦力。具有特殊临床意义的是肩胛下滑囊和肩峰下滑囊或叫三角肌下滑囊。肩胛下滑囊分布于肩胛下肌的上面与下面，并且与关节囊前部相连。这个滑囊会在关节积液时肿胀。肱二头肌长头肌腱是唯一一条起于关节囊内的肌腱。它起自关节窝上方，是盂唇的延续。长头肌腱突破关节囊在结节间沟穿行。

肩关节附近的主要肌肉：三角肌、冈上肌、冈下肌、小圆肌、大圆肌、肩胛下肌（图 5-7、图 5-8）。

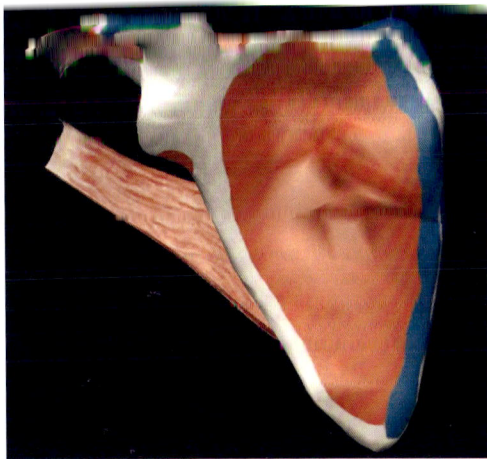

图 5-7 肩关节前面观　　　图 5-8 肩关节后面观

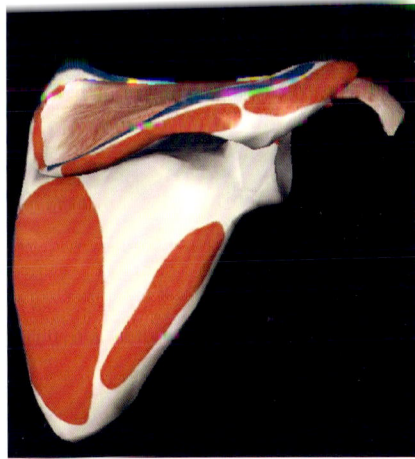

运动功能：肩关节为人体运动最灵活的关节。它可做前屈、后伸、内收、外展、内旋、外旋以及环转等运动。这个结构特点确保了肩关节的灵活性，但也使得它的牢固性和稳定性都较其他关节差，是全身大关节中结构最不稳固的关节。后伸是由背阔肌、大圆肌和三角肌后部收缩以及菱形肌与斜方肌中部收缩所致的肩胛骨内收来完成

的；前屈是由三角肌前侧肌纤维、喙肱肌和胸大肌锁骨部分发起。外展运动的第一个阶段是从0°～90°，包括三角肌和冈上肌的联合将肱骨拉起；第二阶段是由前锯肌与斜方肌上部和下部完成90°～180°的运动。肩关节的内收是由背阔肌、大圆肌和胸大肌收缩，菱形肌内收肩胛骨完成的。肩关节旋内是由肩胛下肌、小圆肌、胸大肌、背阔肌和三角肌前部的收缩而完成的。冈下肌、小圆肌及三角肌后侧负责外旋肱骨，菱形肌和斜方肌内收肩胛骨，使外旋达到最大，也可做环转运动。冻结肩是最常见的肩关节疾病，此外还有冈上肌腱炎、肱二头肌肌腱炎、肩袖撕裂等常见疾病。

二、肘关节

骨性结构：由肱骨下端和桡、尺骨上端构成，包括以下3个关节：肱尺关节由肱骨滑车与尺骨滑车切切迹构成；肱桡关节由肱骨小头与桡骨头关节凹构成；桡尺近侧关节由桡骨头环状面与尺骨的桡切迹构成。尺骨鹰嘴和肱骨内、外上髁是肘部的二个重要的骨性标志。

软组织结构：关节囊紧紧围绕三关节复合体（肱尺关节、肱桡关节、上尺桡关节）以及三条主要韧带固定肘关节。环状韧带围绕桡骨头，并附着于尺骨切迹前后缘。它与关节软骨并行排列，这样桡骨头与尺骨、桡骨、环状韧带就构成了肘关节面。内、外侧附属韧带加强肘部关节囊，它限制了内外侧成角和尺骨在肱骨上的滑动。每条附属韧带从各自附着的内外上髁向前加强环状韧带，通过各自附着于尺桡骨加强了关节前后稳定性。

肘关节附近肌群分为前群和后群。前群包括肱二头肌、肱肌、肱桡肌；后群为肱三头肌、肘肌（图5-9、图5-10）。

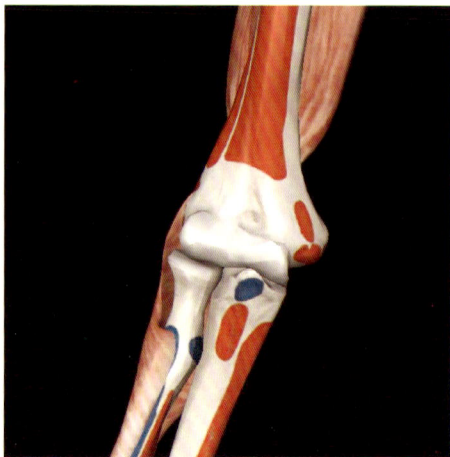

图5-9 肘关节前面观　　　　　　　　图5-10 肘关节后面观

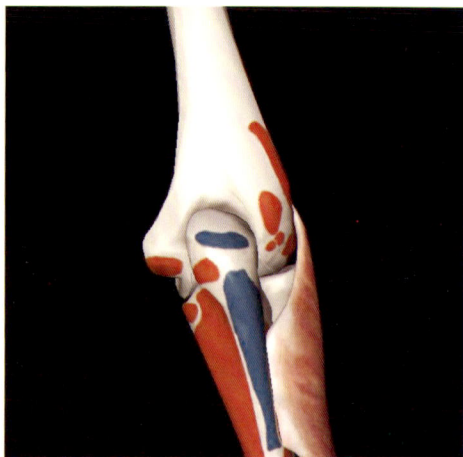

运动功能：肘关节可做屈伸运动。屈肘主要靠肱肌、肱桡肌、肱二头肌的运动协调完成。伸肘仅靠肱三头肌的运动，肘伸范围不大，上臂和前臂之间形成一开向外侧

的钝角，称提携角，临床一般记其补角，男性：2°~26°，女性：2°~22°。前臂外旋主要依靠旋后肌和一定程度的肱二头肌收缩，旋前方肌和旋前圆肌收缩促使前臂内旋。小儿肘关节易发生小儿桡骨头半脱位，成年人易患肱骨外上髁炎等肘部疾病。

三、髋关节

骨性结构：由股骨头球形凸面的关节表面和髋臼凹面的关节表面组成的一个较深的杵臼关节。髋臼是由髂骨（靠上）、坐骨（后下）、耻骨（前下）三骨骨性融合而成。纤维软骨性髋臼唇围绕在髋臼边缘，这样极大地加深了髋臼并且保护髋臼免受股骨头暴力撞击运动影响。透明软骨位于髋臼马蹄形表面。

软组织结构：髋关节周围韧带包括髂股韧带、坐股韧带、耻股韧带、股骨头圆韧带、旋前圆肌韧带、髋臼横韧带。有三个重要的滑膜囊：髂耻滑膜囊、转子间滑膜囊、坐股滑膜囊。髋关节周围被强大的肌肉组织所支持。后部肌肉有：臀大肌、臀中肌后侧肌纤维、股后肌群、梨状肌，这些肌肉为髋关节提供后部稳定性。关节前的稳定性依赖于髂腰肌、缝匠肌、股直肌、阔筋膜张肌、臀中肌、臀小肌提供外侧稳定性。内侧稳定性来自于耻骨肌、内收肌、股薄肌（图5-11）。

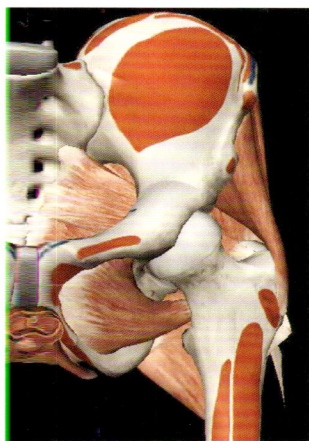

图5-11　髋关节

运动功能：髋关节对人体体态和步态有重要影响。它的活动需要众多强有力肌肉的协同作用。髋关节屈曲主要依赖髂腰肌完成，同时还有股直肌、耻骨肌、长收肌、股薄肌、阔筋膜张肌、缝匠肌的协同作用。臀大肌的收缩使得髋关节伸直，而髋关节伸直也依赖于股后肌群、臀大肌后肌纤维的协助。臀中肌、臀小肌、阔筋膜张肌、梨状肌能协助髋关节外展。髋关节内收主要依赖内收肌、股薄肌、耻骨肌起作用，股后肌群亦起一定作用。髋关节外旋依赖梨状肌、闭孔肌、股方肌的收缩，髋关节内旋主要依赖阔筋膜张肌、臀中肌、臀小肌和股薄肌。髋关节疼痛的来源比较复杂，肌肉、韧带的损伤都会引起髋关节疼痛，常见的有股骨头缺血性坏死、髋关节骨关节炎、髋关节滑膜炎、耻骨肌损伤等。

四、膝关节

骨性结构：膝关节包括胫股关节和髌股关节，胫股关节由股骨远端与胫骨平台组成，髌股关节由髌骨和股骨滑车面组成。半月板位于胫骨平台表面，由内外侧两个半月板组成。

软组织结构：膝关节内部的交叉韧带、侧方的内外侧副韧带、髌股韧带，是保证

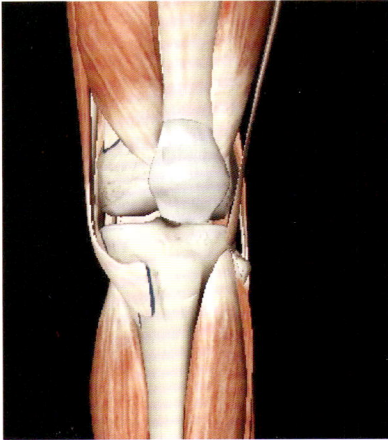

图 5 – 12　膝关节

膝关节稳定性的重要部分。参与稳固膝关节的还有很多肌肉组织。髂胫束附着于胫骨外侧髁。围绕在膝关节前部的是股四头肌腱，由股四头肌的四个头连接而成。这四个肌腱分别为股直肌、股中间肌、股外肌和股内肌。内侧是缝匠肌和股薄肌，后外侧为股二头肌，后侧为腓肠肌和腘肌（图 5 – 12）。

运动功能：膝关节能满足人体活动的诸多要求，都是由膝关节的运动功能和稳定作用配合完成的。站立位时，膝关节的骨面稳定，通过韧带的紧固和屈伸肌群小氛围的调节维持身体的平衡。行走时，膝关节始终处于不同角度的屈曲状态，增加了活动的灵活度。膝关节作为承重关节，易产生不同程度的损伤和畸形，包括滑膜炎、交叉韧带撕裂、半月板损伤、屈曲内翻畸形等。

五、足踝关节

骨性结构：胫骨末端、腓骨和距骨相互连接形成了一个铰链型的枢纽关节，叫做胫距关节。跟骨是最大的跗骨，和距骨相连形成距下关节。舟骨近端和距骨相连，远端与楔骨相连。骰骨近端和跟骨相连，远端与第四和第五跖骨相连，它的中段还与舟骨和第三楔骨相连。第一楔骨（中楔骨）和第一跖骨连接；第二楔骨（中内楔骨）和第二跖骨连接；第三楔骨（内楔骨）和第三跖骨连接。两块趾骨组成了足踇趾的结构，三块趾骨组成了其他四个足趾各自的骨结构。

软组织结构：足与踝关节有很多韧带、关节囊连接，对于局部的触诊的和功能上的检查十分重要。三角韧带，居踝关节内侧，为踝提供内侧的稳定。侧面观，前后胫腓韧带、前后距腓韧带、跟腓韧带、跟舟足底韧带，则为踝关节提供外侧的稳定。

踝部肌肉也来自小腿。腓肠肌、比目鱼肌和跖肌位于后端，负责足和踝的跖屈，足踇长伸肌、趾长伸肌、第三腓骨肌和胫骨前肌，位于前端，主要用于足的背伸和足趾的伸展。腓骨长肌和短肌位于旁侧，用于足的后转和外翻。胫骨后肌、趾长屈肌和踇长屈肌在内侧，功能是足的反转和足趾的屈曲（图 5 – 13）。

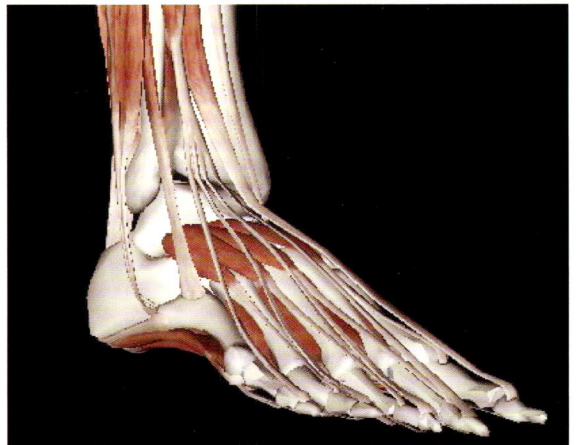

图 5 – 13　足踝关节

运动功能：足踝关节是人体负重最大的关节。站立行走时全身的重量均落在该关节上，日常行走、跳跃活动时，足踝关节在冠状轴上可背屈和跖屈运动。当跖屈时，距骨滑车较窄的后部进入较宽大的关节窝，故可在矢状轴上做轻微的收、展运动。足踝关节跖屈时，距骨体较窄部分进入关节内，踝穴变窄，下胫腓韧带松弛，此时踝关节的稳定性较差，易扭伤，以外侧韧带损伤较为多见。

第六章　常用影像分析

第一节　X 线诊断技术

一、正常脊柱及关节 X 线表现

（一）脊柱

脊柱由脊椎和其间的椎间盘构成。脊椎通常包括 7 个颈椎、12 个胸椎、5 个腰椎、5 个骶椎和 4 个尾椎。寰椎（第 1 颈椎）较为特殊，只有前后弓和两个侧块；枢椎（第 2 颈椎）齿状突和环椎前弓构成环枢关节。骶椎和尾椎分别连成骶骨和尾骨。除第 1、2 颈椎和骶尾椎外，成人脊椎均由椎体和附件构成，附件包括椎板，椎弓根，上、下关节突，横突和棘突。在 X 线正侧位片上，椎体呈梯形，由上向下逐渐增大，主要由松质骨组成，周围为一层致密的骨皮质；椎弓由椎弓根和椎板围成，椎板向后联合形成向后突的棘突；椎弓每侧均有一横突和上下关节突。椎管由椎体后缘和椎弓围成（图 6 - 1、图 6 - 2）。

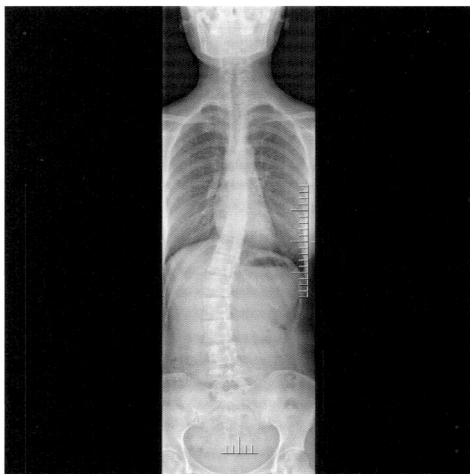

图 6 - 1　全脊柱正位

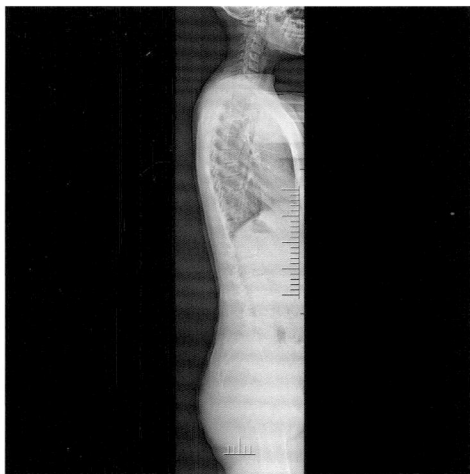

图 6 - 2　全脊柱侧位

椎间盘位于相邻椎体之间，为软组织密度，在 X 线片上呈宽度均匀的横行半透明影，称椎间隙。

在脊柱影像中，齿状突是否居中，相邻诸椎体棘突是否在一条直线上，椎体有无旋转，椎间隙两侧是否等宽，椎体后缘连线是否为均匀弧形，各生理曲度是否存在，有无变浅、过大或反突，都是读片时的重点，在下文会有重点论述。

（二）四肢关节

由骨端、关节软骨、关节腔和关节囊构成。在 X 线上所见的关节面是指骨性关节面，是由一层薄而致密的骨质构成，表层光滑；关节软骨、少量滑液和很窄的解剖间隙构成关节间隙，部分还包括半月板及韧带。新生儿关节间隙很宽，成年人关节间隙宽度较固定，老年人可因关节软骨退变而发生关节间隙变窄。阅读四肢关节 X 线片，要关注肢体力线、关节间隙以及肢体有无轴向旋转等（图 6 - 3、图 6 - 4、图 6 - 5、图 6 - 6、图 6 - 7）。

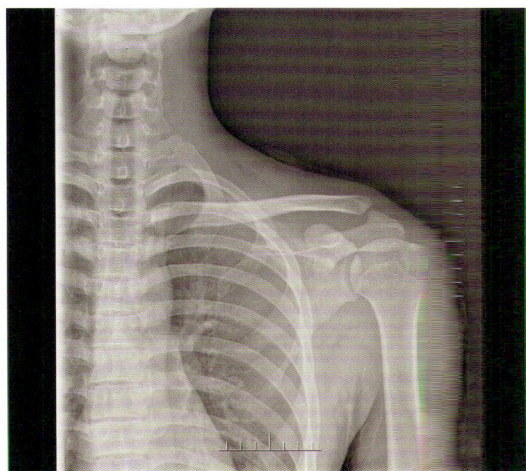

图 6 - 3　肩关节正位

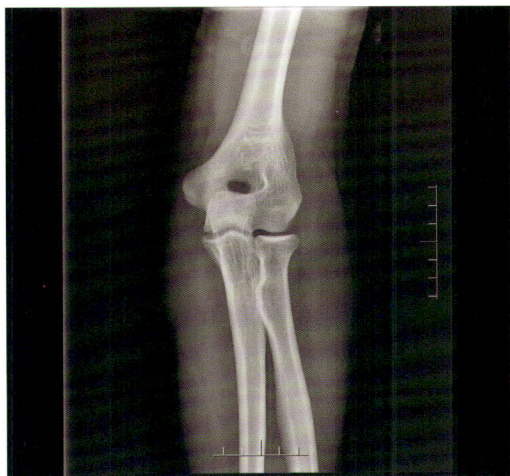

图 6 - 4　肘关节正位

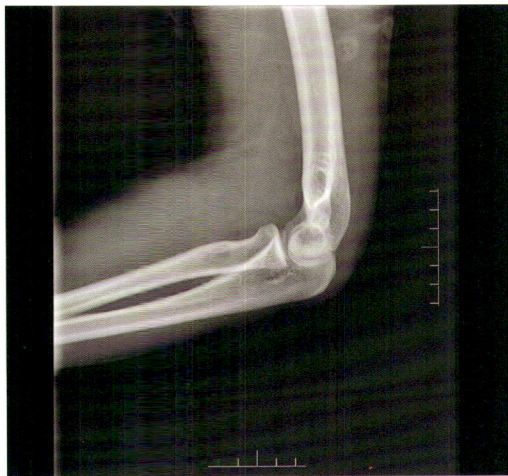

图 6 - 5　肘关节侧位

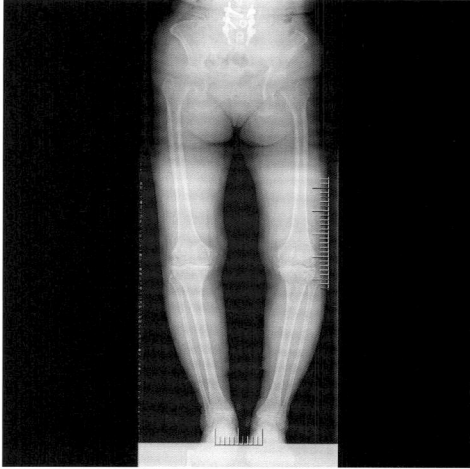

图 6-6 下肢全长正位

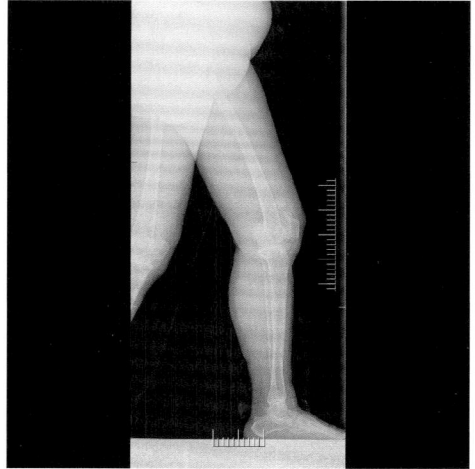

图 6-7 下肢全长侧位

（三）软组织

骨骼肌肉系统的软组织包括肌肉、血管、神经、关节囊和关节软骨等，当曝光条件适当时，X 线片上可观察到皮下脂肪层和大致的肌群轮廓，其余则均为一片中等密度影像。

二、骨关节基本病变表现

（一）骨质疏松

是指一定单位体积内正常钙化的骨组织减少，即骨组织的有机成分和钙盐都减少，但骨内的有机成分和钙盐含量比例仍正常。X 线表现：主要是骨密度减低，表现为骨小梁变细、减少，骨皮质分层变薄，在椎体内呈纵行条纹，周围骨皮质变薄，严重时椎体内结构消失，椎体呈鱼脊椎状，椎间隙增宽。

（二）骨质软化

是指一定单位体积内骨组织有机成分正常，而矿物质含量减少。X 线表现：主要为骨密度减低，表现为骨小梁变细、模糊，骨皮质变薄，边缘模糊，承重骨骼变形，有时还可见假骨折线。产生骨质软化的主要原因是钙、磷代谢障碍，如维生素 D 缺乏，肠道吸收功能障碍，肾排泄钙、磷过多，也可见于代谢性疾病和氟中毒等疾患。

（三）骨质破坏

是局部骨质被病理组织所代替而造成的骨组织消失。常见于炎症、肉芽肿、肿瘤或肿瘤样病变。X 线表现不一：急性炎症和恶性骨肿瘤所致骨质破坏的 X 线表现进展迅速，早期局部骨质密度减低或筛孔状密度减低，进而正常骨结构消失，形成斑点状或虫蚀状改变，边缘模糊，形态不规则；晚期呈大片状骨质缺损。良性骨肿瘤和慢性炎症的骨质破坏进展缓慢，表现为局限性骨皮质变薄，破坏区边缘光整，境界清楚。

（四）骨质增生硬化

指一定单位体积内骨量的增多，系成骨细胞活跃，骨质新生骨或软骨内成骨所致。X 线表现：骨质密度增高，骨皮质增厚、致密，骨小梁增粗、密集，骨髓腔变窄或消失，伴或不伴骨骼增粗。骨质增生硬化见于多种疾病。多为局限性增生硬化，可见于慢性炎症、外伤和某些原发良性骨肿瘤、骨肉瘤或成骨性转移瘤。

（五）骨膜增生

又称骨膜反应，是因外伤、炎症、肿瘤、骨膜下出血等刺激骨膜内层成骨活动增加，进而形成骨膜新生骨。X 线片上，早期是长短不一、与骨皮质平行的细线状致密影，随后可表现为多层葱皮状、花边样、放射针状和毛刺状致密影。骨膜增生的厚度与范围同发生的部位、病变性质和发展阶段有关。一般长骨骨干明显，炎症较广泛，肿瘤较局限。

（六）骨内与软骨内钙化

可为生理性的或病理性的，软骨类肿瘤可出现肿瘤软骨内钙化，骨梗死所致骨质坏死可出现骨髓内钙化，少数关节软骨或椎间盘软骨退行性变也可出现软骨钙化。瘤软骨钙化的线表现为颗粒状、小环或半环状的致密影，数量不等，可在瘤体内广泛分布或局限于某一区域。

（七）骨质坏死

骨质坏死是骨组织局部代谢停止，坏死的骨质称为死骨。包括 3 种基本病理改变，即死骨、肉芽组织和新生骨。X 线表现是骨质局限性密度增高。多见于慢性化脓性骨髓炎，也见于骨缺血性坏死和外伤骨折后。

（八）骨骼变形

骨骼变形最常见于先天性骨发育畸形和先天性骨骺发育障碍，如骨软化症、成骨不全。后天性骨畸形原因很多，如垂体功能亢进症、骨肿瘤、感染、外伤、地方病、维生素 A 中毒等。X 线平片是诊断骨骼变形的最佳手段。

（九）周围软组织病变

骨骼 X 线片上可看到肌肉、肌间隙和皮下脂肪层等影像。软组织肿大常见于外伤、感染、关节周围软组织退变、软组织肿瘤和骨恶性肿瘤侵犯软组织等，X 线上可见局部软组织影肿胀密度增高。软组织萎缩最常见于肌萎缩、瘢痕收缩、先天性肌发育不良等。外伤后发生骨化性肌炎，可见软组织内钙化和骨化。

（十）关节肿胀

多由关节腔和关节囊积液及关节周围软组织充血、水肿、出血和炎症所致。X 线检查关节腔积液表现为关节间隙增宽，关节周围脂肪层移位变形。关节周围软组织

31

肿胀表现为密度增高，皮下脂肪层和肌间隙模糊或消失。

（十一）关节破坏

是关节软骨及骨性关节面被病理组织所代替。只有软骨破坏时，X 线片仅见关节间隙变窄；当累及骨性关节面时，可见关节面不整、骨质缺损，严重时可致病理性关节脱位、关节融合和变形。

（十二）关节脱位

是指组成关节的骨端丧失了正常的相互对应关系，而脱离、错位不能自行复位。根据脱位程度分为不完全性和完全性；根据脱位原因可分为外伤性、病理性及先天性，其中外伤性多见。

（十三）关节强直

分为骨性与纤维性：骨性强直是关节骨端的骨性愈合，X 线可见关节间隙部分或完全消失，并有骨小梁贯穿，多见于化脓性关节炎愈合后；纤维性强直是关节被破坏后构成关节的骨端被纤维组织连接，X 线可见关节间隙狭窄，无骨小梁贯穿，常见于关节结核。

整脊操作时要注意关节有无以上异常影像，排除禁忌证，避免或减少并发症。

第二节　CT 诊断技术

随着影像学的发展，CT 在骨科疾病的诊断中有着越来越广泛的应用，尤其是多层螺旋 CT，具有扫描快、影像分辨率高等特点，其强大的后期处理技术使得对于微小结构的病变也能很好的显示，同时病变骨骼与邻近结构的关系也可以直观地显现，这比 X 线检查更具有优势。临床医师可依据 CT 检查结果明确诊断骨科病变的类型及受损程度，为整脊手法的应用提供依据及指导。

一、摄片注意事项

摄片前，一般应先除去体表异物，如膏药、石膏等，如果在治疗上有特殊要求，可不必去除外固定，但需在 CT 申请单上注明；四肢长骨的平扫要包括病变邻近的一个关节，同时应当包括周围软组织；进行脊柱摄片扫描时，应包括邻近脊椎，例如腰椎摄片应包括骶椎，以便计数；两侧对称的骨关节，病变在一侧而症状、体征较轻或 CT 上一侧有异常改变但不够明显时，应用同一技术条件投照对侧相同部位，以便对照。

二、检查前准备

为获取高质量的 CT 图像，应进行必要的准备工作：①做好解释工作，消除患者的紧张心理，取得患者的合作；②对婴儿、外伤、意识不清及躁动不安或醉酒后的患者，可给予适当的镇静剂或根据需要将头部或身体固定，防止患者坠伤及移动产生伪影；③去除身体（扫描部位）上的所有金属饰物和各种物件，避免伪影干扰；④扫描前扼要地告诉患者扫描过程及要求的呼吸配合等也十分重要，尤其对于一些年老、文化低的患者；⑤进行腹部扫描时应注意肠道内不能有行肠胃造影所残留的阳性造影剂，以免干扰图像；⑥腹部检查扫描前按一定的时间要求服用必要的阳性或阴性造影剂，以利于肠管和腹部淋巴结、肿块的鉴别以及胃壁的观察等；⑦摄片前要注意询问患者的基本情况，除极特殊情况，孕妇或可能怀孕的患者及处于哺乳期的患者，禁止行 CT 检查。

三、CT 诊断优势

传统的 X 线检查会有很多的重影，并且患者由于病痛也不能很好的按照检查标准体位进行，增加了诊断的困难。CT 扫描，尤其是多层螺旋 CT 扫描具有很多优势，首先是扫描速度快，减少了患者的检测时间；降低了移动伪影，且成像更加清晰，可以更好地检查出一些结构复杂或是细小部位的疾病，提高分辨率和诊断的准确性。常规的 X 线检查会因为过多的重叠影响病变部位的显示，螺旋 CT 能多根据患者受伤部位的不同选择合适的扫描参数，并且在后期技术的运用下进行影像重建，容积扫描、三维重建和多平面重建，可以准确地检查出微小病变，提升了诊断的准确性。与 MRI 比较，CT 对钙化灶和高密度物质的敏感度和分辨率均很高，而且相对不易受金属物质干扰。

利用三维成像技术能够立体地显示出骨骼与邻近结构的关系，为诊断提供定性依据，为整脊手法的应用提供参考，若患者的病情严重，可进行增强扫描，观察骨关节周围软组织的受损情况，从而更好地施行手法操作。

四、规范化的检查体位

脊柱 CT 摆位：身体中线与床板中线重合，体位摆正。①颈椎 CT 摆位：取仰卧，正中线定位灯线与颈中线重合，横线定位灯线与肩下缘连线重合，侧线定位灯线与颈部侧中线重合，扫出投影像后，设定扫描位置。②胸椎 CT 摆位：取仰卧，体位摆正，双臂上举，置于在臂支持架上，正中定位灯线在身体中央线上，横线定位灯线在下颌骨上，侧线定位灯线在腋中线上，扫出投影像后，设定扫描位置。③腰椎 CT 摆位：取仰卧，体位摆正，双臂向上举交叉在头顶上方，正中线定位灯线在身体中央线上，横线定位灯线在耻骨联合连线上，侧线定位灯线在身体侧中线上。支架床高 126cm 以上，扫描显示出投影像，设定扫描切片位置。

骨盆、股骨头、骶髂关节摆位：患者取仰卧位，身体与床板中线重合，身体（下肢）两侧对称，正中定位灯线与身体中央线重合，横线定位灯线与耻骨联合下

50cm 处重合，横线定位灯线与身体侧中线重合，扫描显示定位像，设定扫描位置。

膝关节摆位：患者取仰卧位，足先入，双膝对称，双膝固定在床板正中，正中线定位灯线在两腿之间，横线定位灯线在膝关节上方 10cm 处，侧线定位灯线与腿侧中线重合，扫描出定位像后，设定扫描范围。

脚（足）踝关节摆位：取仰卧位，足先入，双脚对称，并固定在床板正中上，正中定位灯线在两足之间，横线定位灯线在脚尖上方 5cm 处，扫描出定位像，设定扫描范围。

五、CT 对美式整脊操作的指导

美式整脊手法的操作对精确度的要求高，基于 CT 诊断的优势，在进行 X 线检查的基础上，还要借助 CT 诊断的指导。

CT 检查后利用图像处理技术，可对检查结果进行多种方式的重建，对于骨关节的结构成像，可直接显示出结果。对患者进行 CT 平扫可以发现患者的病变状态，采用后期三维重建技术可以得到立体成像模型，从任何角度进行骨关节病变部位的重建。但详细的 CT 横断面成像难以判断骨伤的确定信息，而采用后期成像处理技术能够采用切割、调节阈值等方法减少其他的影响，使得骨关节损伤和邻近解剖关系直观地显示。根据患者的病变程度不同进行多层螺旋 CT 扫描，结合后期的影像重建，可多角度地进行检查和诊断，从而提升检查的准确度，为整脊手法的操作提供指导。

CT 检查具有很高的密度分辨率，能够清晰地呈现病变位置的具体情况，可以从 CT 影像当中了解椎体和附件的病变情况，比如骨质破坏或骨质密度增高，可清晰呈现小块死骨形成和椎管受累等情况。

目前在脊柱结核影像学诊断主要应用多排螺旋 CT，有效利用其在任意角度重建图像的功能，所显示的脊柱病变征象会更加清晰。当然 CT 检查也存在一定的局限，比如椎间隙和软组织的病变，很难通过 CT 检查影像当中清晰地呈现，所以很难准确地诊断。

综上所述，美式整脊对影像检查要求较高，每种影像检查都有其优势及局限性，要结合各种影像检查进行综合分析，才能更准确地施行手法操作，提高临床疗效，避免或减少并发症。

六、CT 在常见骨科疾病诊疗中的应用

CT 能够从躯干横断面图像观察脊柱、骨盆、四肢关节等较复杂的解剖部位和病变，还有一定分辨软组织的能力，且不受骨骼重叠及内脏器官遮盖的影响，是确定骨科疾病诊断、定位、区分性质、范围等的一种非侵入性辅助检查手段，可为整脊技术的应用提供影像支持。

（一）CT 下脊柱相关解剖结构（图 6 - 8 ~ 图 6 - 15）

1. 椎管

颈部椎管略呈三角形，从颈 1 ~ 颈 2 逐渐缩小，其余椎骨差别不大。颈段椎管内脂肪组织很少，普通 CT 对硬膜囊显示不清楚，但蛛网膜腔较宽大，脊髓横断面前后径约 2:1。胸段椎管的外形大小比较一致，上胸段略呈椭圆形，下胸段略呈三角形，椎管内脂肪稍多于颈段，仅限于背侧及椎间孔部位。上腰段椎管呈圆形或卵圆形，下段为三角形，可利用 CT 准确测量其前后径以及椎弓间距离。

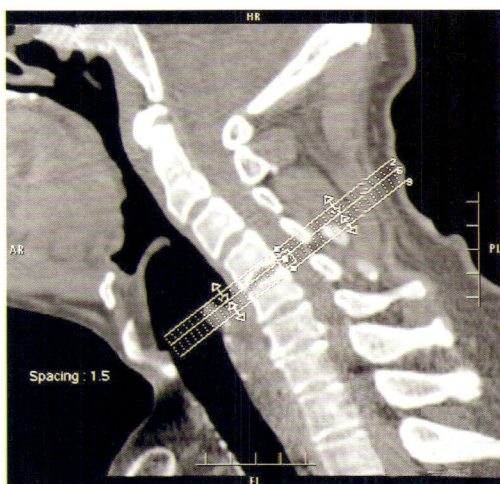

图 6 - 8　颈 4/5 间盘层薄扫

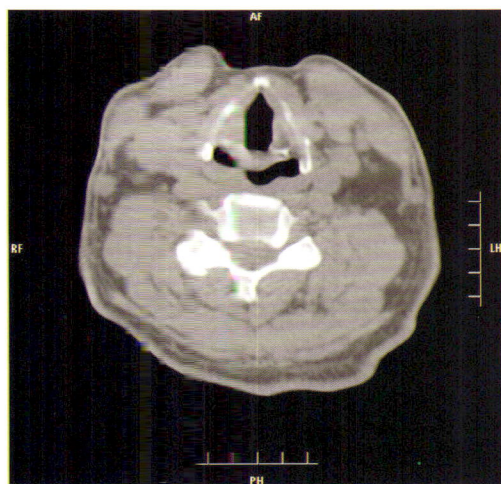

图 6 - 9　颈 4/5 间盘 CT（1）

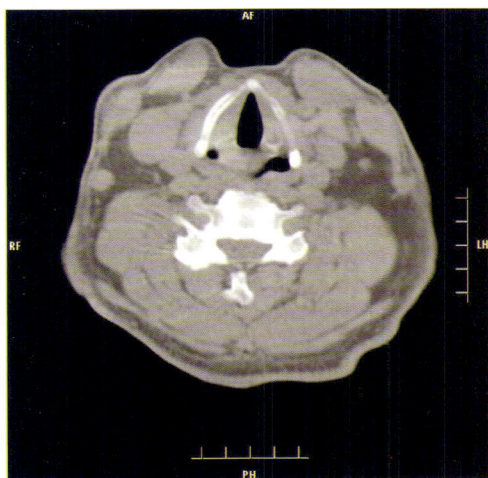

图 6 - 10　颈 4/5 间盘 CT（2）

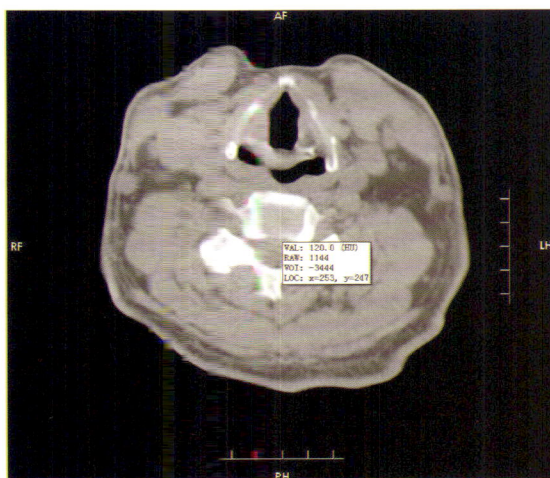

图 6 - 11　颈椎间盘 CT 值测量

2. 椎间盘

颈椎间盘横切面近乎圆形，胸椎及上 4 个腰椎间盘后缘呈弧形凹陷，腰 4/5 椎间盘后缘弧形中部变浅，腰 5/骶 1 椎间盘后缘呈平直状或轻度膨凸，此段与颈段不同，椎管内有丰富的脂肪组织分布在硬膜囊周围和侧隐窝内，由于脂肪的 CT 值稍低于椎间盘组织，所以普通 CT 扫描大都可以清楚看出椎间盘及硬膜囊的关系。

3. 侧隐窝（神经根管）

侧隐窝由前壁椎体和椎间盘、后壁上下关节突、外侧壁椎弓根所构成，在椎弓根上缘处最窄，为神经根到达神经根孔的通道，利用 CT 可测量侧隐窝的前后径，为病情判断提供依据，尤其是判断是否存在侧隐窝狭窄。

4. 椎管及椎管内软组织

因为腰椎段硬膜囊外的脂肪组织丰富，CT 扫描能够识别蛛网膜隙、神经、黄韧带，有时可以显示出椎管内的马尾神经、圆锥、硬膜外静脉。而颈段和胸段椎管的正常解剖常常不能清楚地显示出来，这与该段椎管的大小、形态不同以及硬膜外脂肪组织较少有关。

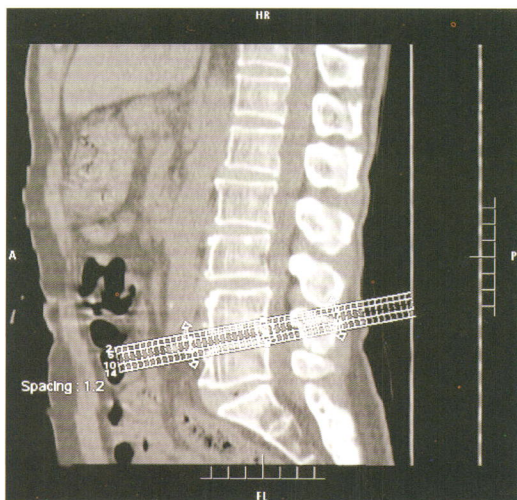

图 6 - 12　腰 4/5 间盘层薄扫

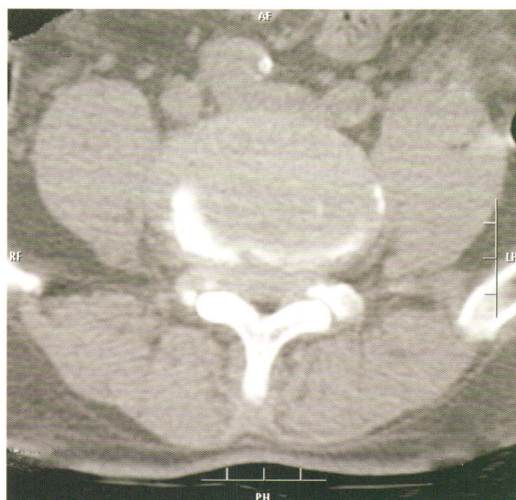

图 6 - 13　腰 4/5 间盘 CT（1）

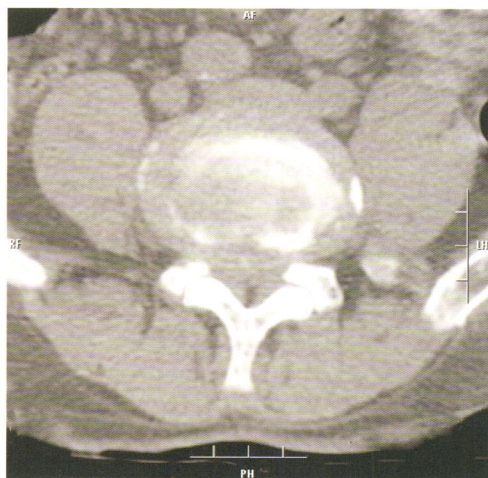

图 6 - 14　腰 4/5 间盘 CT（2）

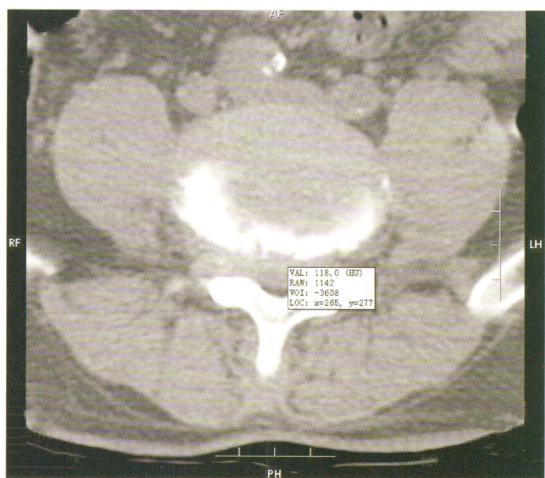

图 6 - 15　腰椎间盘 CT 值测量

（二）常见疾病 CT 成像概述

1. 腰椎间盘突出

CT 扫描可以显示间盘的突出位置，如侧方、中央、后间隙侧和最外侧的较小突出，突出邻近的硬膜外脂肪消失，硬膜囊受压变形，神经根位移、增粗、变形及突出髓核钙化等，因为脊柱解剖两侧自然对称，所以容易发现异常变化。椎间盘术后症状复发的患者，CT 扫描可以帮助区别骨或软组织的压迫，了解病变部位上、下椎间盘的情况。

2. 胸椎间盘突出

由于椎管相对较小，硬膜外脂肪也少，普通 CT 扫描不易发现突出，必要时可采用注入水溶性造影剂增强检查法。但一般常规脊髓造影也可以显示出来。

3. 颈椎间盘突出

颈椎管虽然比胸椎管宽大，但脂肪组织也少，有时普通 CT 扫描可以显示颈椎间盘突出，是由于椎间盘组织的 CT 值比硬膜囊高。为显示清楚，注射造影剂进行检查效果较好。

4. 椎管狭窄症

椎管狭窄症是由于先天性骨发育异常、脊柱退行性变或多种混合因素压迫脊髓、马尾和神经根而引起症状，最多见的是腰椎管狭窄，其次为颈椎管狭窄，胸椎管狭窄很少见。腰椎管狭窄表现为上下关节突增生肥大，椎管呈三叶状改变，通常椎管矢状径 12～15mm 和侧隐窝小于 5mm 者则为狭窄，黄韧带增厚是造成椎管狭窄的重要因素之一，当椎间盘退变伴有椎间盘膨出时，CT 图像可见椎体后缘呈均匀性膨隆，有时可呈多节段性，椎间盘膨隆在脊柱原有退变的基础上可加重脊髓神经的压迫。CT 扫描能分清大多数椎管狭窄是发育型、退变型或混合型。颈椎管狭窄与腰椎管狭窄的原因基本相同，但由于颈椎解剖部位关系，临床症状比较复杂。大多数学者应用测量椎管矢状径作为判断狭窄的依据，但不能作为诊断椎管狭窄的唯一依据。

5. 软组织及骨肿瘤

CT 扫描有助于肿瘤定位和受累范围的确定，还可了解肿瘤与邻近神经干、大血管的解剖关系。CT 扫描不受骨组织和内脏器官遮叠的影响，对早期发现脊柱、骨盆等解剖部位复杂的肿瘤有独特的作用。CT 可观察脊柱肿瘤骨质破坏程度、范围及与软组织等关系。对外向生长的骨肿块，CT 扫描可以明确肿块基底部与骨质的关系，有助于判断切除后局部骨质是否需要重建等情况。CT 扫描软组织肿瘤，可以根据肿瘤密度的差异、边缘是否完整和有无包膜等区别恶性或良性肿瘤（如脂肪瘤、血管瘤等），但并不能够鉴别所有肿瘤。

6. 脊柱结核

一般正侧位 X 线片可以明确脊柱结核的诊断，但对椎间隙正常、骨质破坏和椎旁寒性脓肿阴影不明显者，X 线片往往不能明确诊断，CT 扫描检查可提供重要帮助，CT

能明确结核患者冷脓肿的形态范围，可以更准确地判断美式整脊的禁忌证，避免对不适用于美式整脊的患者进行操作。

第三节　MRI 诊断技术

磁共振（magnetic resonance imaging，MRI）技术是一种重要的影像学检查方法，相对于 X 线及 CT 扫描，它能更好地显示前两者所不能显示的椎间盘、软骨、肌腱、韧带等组织，对组织信号的变化敏感，因此目前广泛用于骨、关节及软组织等疾病的分期诊断、定性诊断等范畴。

一、MRI 相关基本概念

1. T1 弛豫时间

反映组织纵向弛豫过程快慢，T1 越短，弛豫越快，T1 越长，弛豫越慢。

2. T2 弛豫时间

反映组织横向弛豫过程的快慢，T2 越短，弛豫越慢，T2 越长，弛豫越快。

二、TR、TE 对图像信号的影响

TR（time of repetition，TR）决定组织纵向恢复的程度，也就决定了不同组织在 T1 图像中的对比度。

TE（time of echo，TE）决定组织横向恢复的程度，组织在图像中的对比度取决于 T2。

三、阅片常用序列

T1 加权像：T1WI，短 TR、短 TE；组织的 T1 越短，图像信号越强；T1 越长，图像信号越弱（图 6 – 16、图 6 – 19、图 6 – 22）。

T2 加权像：T2WI，长 TR、长 TE；组织的 T2 长，图像信号越强，T2 短则图像信号弱（图 6 – 17、图 6 – 20、图 6 – 23）。

质子密度加权像：PDWI，长 TR、短 TE。

脂肪抑制像：利用水质子与脂肪质子的共振频率差异来区分水与脂肪组织信号（图 6 – 18、图 6 – 21、图 6 – 24）。

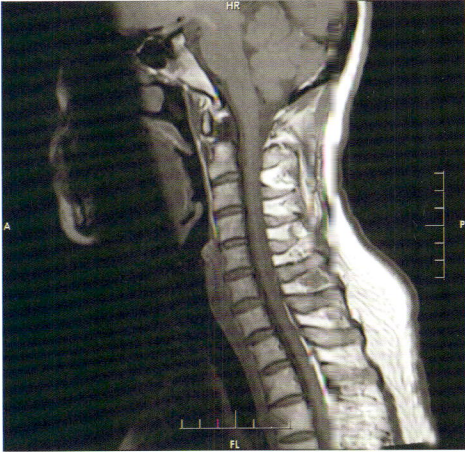

图 6 – 16　颈椎 T1WI 矢状位

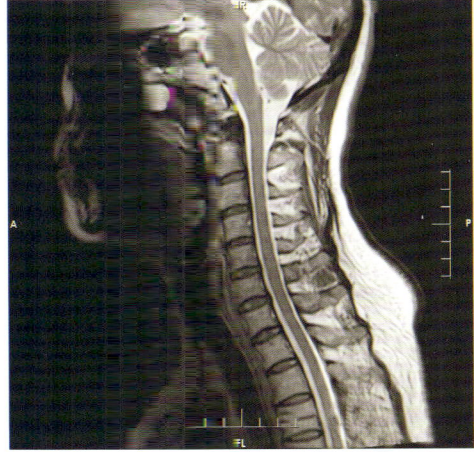

图 6 – 17　颈椎 T2WI 矢状位

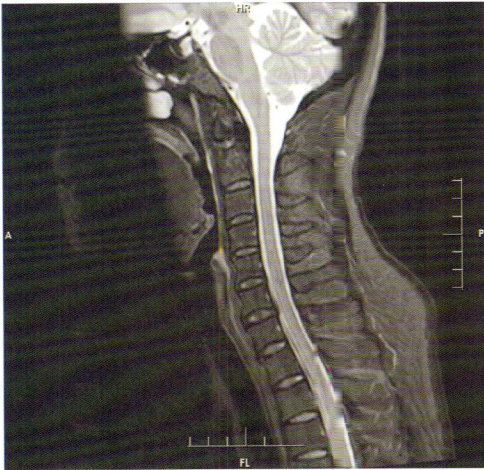

图 6 – 18　颈椎抑脂像矢状位

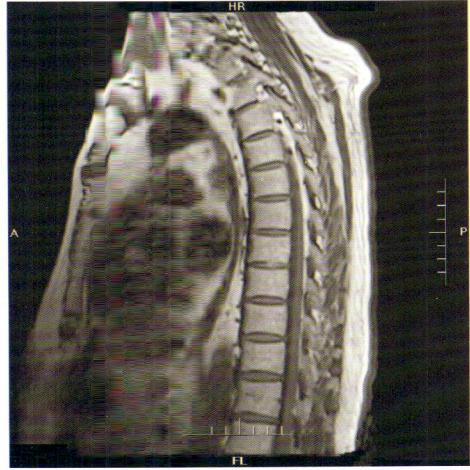

图 6 – 19　胸椎 T1WI 矢状位

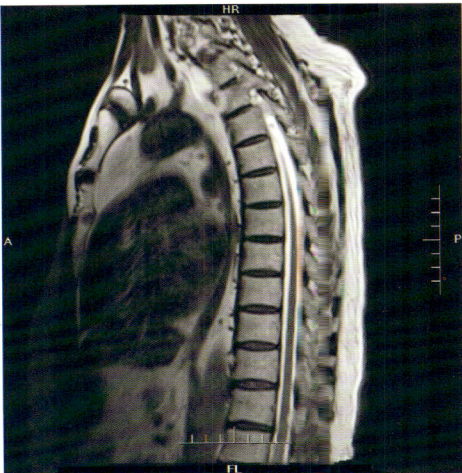

图 6 – 20　胸椎 T2WI 矢状位

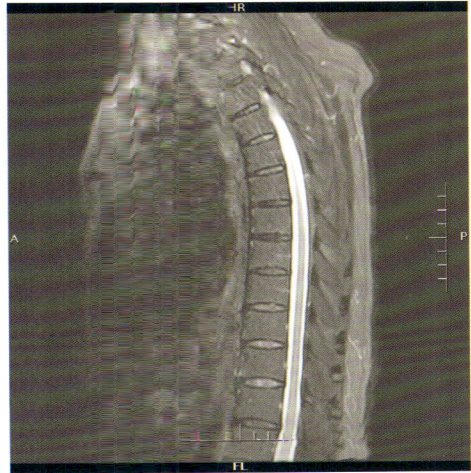

图 6 – 21　胸椎抑脂像矢状位

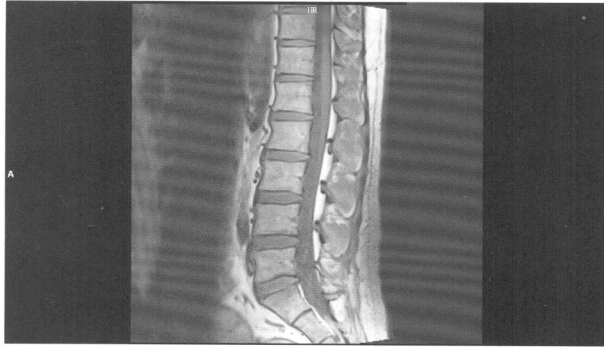

图 6 - 22　腰椎 T1WI 矢状位

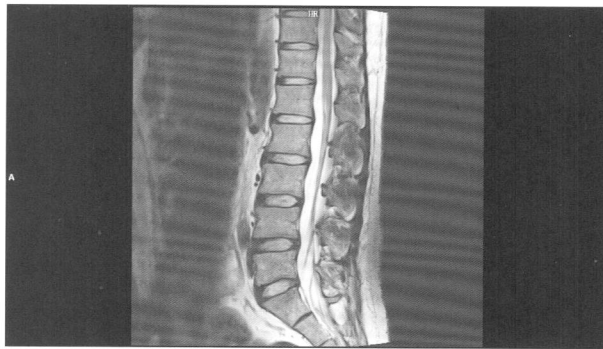

图 6 - 23　腰椎 T2WI 矢状位

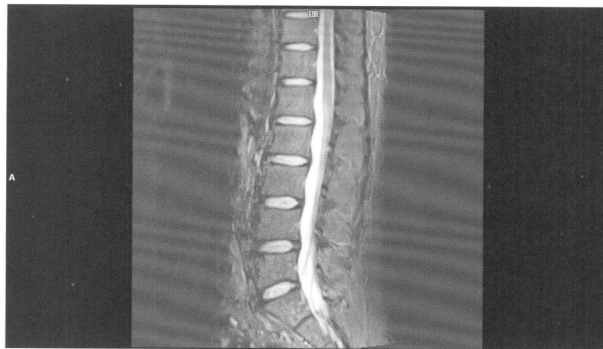

图 6 - 24　腰椎抑脂像矢状位

不同加权像 TR、TE 参数值详见表 6 - 1。

表 6 - 1　不同加权像技术参数表

加权数像	TR（ms）	TE（ms）
T1WI	短≤500	短≤30
T2WI	长≥2000	长≥60
PDWI	长≥2000	短≤30

四、人体正常组织的 MRI 信号特点

水：水的 T1 值较长，T2 值明显延长，因此在 T1WI 图像上呈较低信号，T2WI 上信号明显增加，表现为鲜明的高信号。在 MRI 中将水分为自由水和结合水，自由水即处于平移、摆动和旋转运动状态，具有较高的自然运动频率，T1 值较长；结合水即依附在运动缓慢的较大分子如蛋白质周围而形成的水化层，其运动频率大幅度减小，T1 值较前者明显缩短。

气体：气体 T1 值较长，T2 值短，Pd 值低，在各种成像图呈较低信号，如肺部。

血流：快速的血液流动，在各种成像图中均呈较低信号（黑/灰黑），并称之为血液"流空效应"；血流缓慢或者出现湍流、涡流等情况下，血管内信号增加，且不均匀。

肌肉、肌腱、韧带：肌肉组织的 T1 较长，T2 较短，因此在 T1WI、T2WI、PDWI 中均呈中等强度信号；肌腱和韧带组织含纤维成分较多，其信号较肌肉组织略低。

脂肪：组织脂肪的 T1 短，T2 长，Pd 值高，因此于在 T1WI、T2WI 及 PdWI 均为高信号（白色）；随着 TR 延长，T2WI 图像中脂肪信号有逐渐衰减趋势。

骨髓：骨髓内含有较多的脂肪成分，在 MR 扫描图呈高信号，和脂肪组织信号类似。因此对早期的骨髓转移或骨髓病变较敏感。

骨骼、钙化：骨骼和钙化的组织内含有大量钙质，水分含量少，其 T1 值长，T2 值短，Pd 值低，因此在 T1WI、T2WI 及 WI 均为低信号。MR 图像中早期的骨质破坏不易被发现。

软骨：软骨组织包含纤维软骨和透明软骨，纤维软骨的信号强度比钙化骨骼略高，但仍呈低信号；透明软骨的 T1、T2 值长，Pd 值高，因此在 T1WI 图像呈较低信号，T2WI 及 WI 图像呈中等灰色信号。

不同正常组织在常见序列图像的信号详见图 6-25 及表 6-2。

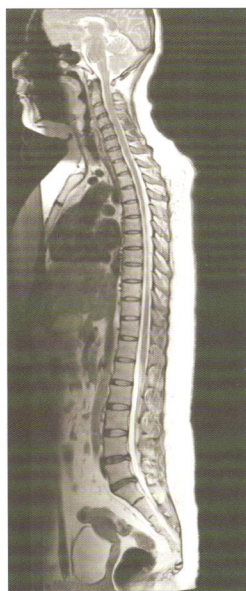

图 6-25 全脊柱 MRI

表 6-2 正常组织在常见序列图像的信号表

组织类别	常见序列			
	T1WI	T2WI	GRE	脂肪抑制像
肌肉	较低信号（灰黑色）	中等信号（中等灰黑色）	中等信号（中等灰黑色）	中等信号（中等灰黑色）
肌腱、韧带	较低信号（灰黑色）	中等信号（中等灰黑色）	较低信号（灰黑色）	中等信号（中等灰黑色）

续表

组织类别	常见序列			
	T1WI	T2WI	PdWI	脂肪抑制像
脂肪	高信号 （白色）	高信号 （白色）	高信号 （白色）	低信号 （黑色）
骨髓	高信号 （白色）	高信号 （白色）	高信号 （白色）	低信号 （黑色）
水/脑脊液	低信号 （黑色）	高信号 （白色）	高信号 （白色）	高信号 （白色）
骨/钙化	低信号 （黑色）	低信号 （黑色）	低信号 （黑色）	低信号 （黑色）
软骨	较低信号 （灰黑色）	中等信号 （中等灰黑色）	中等信号 （中等灰黑色）	中等信号 （中等灰黑色）
气体	较低信号 （灰黑色）	较低信号 （灰黑色）	较低信号 （灰黑色）	较低信号 （灰黑色）

五、病变组织的 MRI 信号特点

组织水肿：因各种原因导致的水肿，细胞内或组织间隙内的含水量增加，均使 T1 值和 T2 值延长，Pd 值降低，因此在 T1WI、PdWI 图像中均为低信号，而在 T2WI 图像中为高信号。若局部组织自由水成分增加，T1 值明显延长；若结合水成分增加，T1 值稍延。这对定性诊断有重要意义。

组织变性：组织变性因含水量增加者，以长 T1 长 T2 为特征表现，即 T1WI 为稍低信号，T2WI 为明显高信号，如炎性改变；若因脱水所致，如椎间盘组织脱水改变，T2WI 信号强度降低。

组织坏死：坏死组织早期由于含水量增加，呈长 T1 和长 T2 信号改变；修复期水肿消退，炎性肉芽组织增生，呈稍长 T1 和稍长 T2 信号改变；后期纤维化治愈后，呈长 T1 和短 T2 信号表现。

出血：血肿的信号强度随时间进展变化。一般出血 3 天内为急性期，4 天到 2 周为亚急性期，2 周以上为慢性血肿。各时期血肿的信号表现如表 6 – 3。

表 6 – 3　各时期血肿的信号表现

序列	急性期 3 天内	亚急性期			慢性期 14 天以上
		4 ~ 5 天	6 ~ 8 天	9 ~ 14 天	
T1WI	等信号	外周可稍增高	向中心扩展	整体增高	逐渐下降
T2WI	等信号，中心区 可稍低	中心区信号降低	外周信号增高	整体增高，周围 低信号环	逐渐下降
机制	脱氧 Hb	高铁 Hb	高铁 Hb 溢出细 胞外	含铁血黄素沉积	高铁 Hb 分解成 半色素

囊变：囊肿内为液体时呈边缘光滑的长 T1 和长 T2 信号特征；囊内含有丰富的蛋白质或脂类物质时，则呈短 T1 和长 T2 信号特征。

梗死：梗死后急性期由于组织缺血缺氧，继发水肿、变性、坏死、囊变等一系列变化。

肿瘤：肿瘤的图象表现与其组织结构，类型相关。含脂类肿瘤、畸胎瘤等呈短 T1、长 T2 信号特征；骨化性肿瘤呈长 T1、短 T2 信号特征；富血管性肿瘤内及其周边可见扭曲扩张的流空血管影像。

第七章 X线影像测量

一、脊柱常用影像学测量

（一）椎弓根间距

照射位置：脊柱正位，管球距胶片0.8m。

测量方法：椎弓根内缘的最小距离（图7-1）。

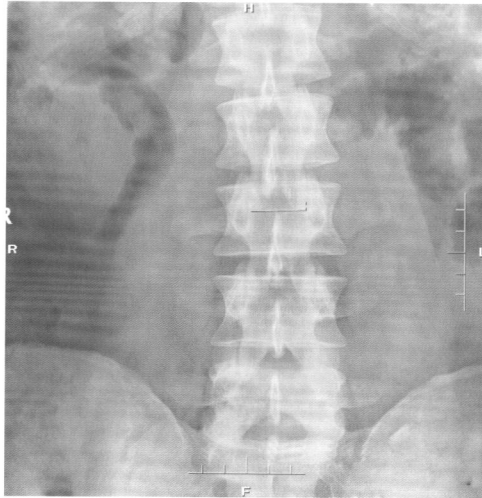

图7-1 椎弓根间距测量

正常范围：健康成人椎弓根间距详见表7-1。

表7-1 正常椎弓根间距 （单位：mm）

颈、腰椎	男	女	胸椎	男	女
颈3	24.61	24.12	胸1	22.14	20.90
颈4	25.75	24.76	胸2	19.40	18.00
颈5	26.71	25.87	胸3	17.86	16.00
颈6	26.98	25.83	胸4	17.10	15.96
颈7	25.32	24.37	胸5	16.72	15.81
腰1	22.58	21.84	胸6	16.25	15.80
腰2	23.70	22.65	胸7	16.62	14.39

续表

颈、腰椎	男	女	胸椎	男	女
腰3	24.61	23.95	胸8	17.24	15.20
腰4	25.85	25.95	胸9	17.06	16.31
腰5	28.94	28.43	胸10	15.84	16.16
			胸11	15.78	17.17
			胸12	2.38	20.55

意义：该间距反映椎管大小。

（二）脊柱侧弯角度（Cobb 角法）

照射位置：脊柱全长像。

测量方法：主弯与顶椎上缘延长线的垂线与终椎下缘延长线的垂线所成的角，此角为 Cobb 角（图 7 - 2）。

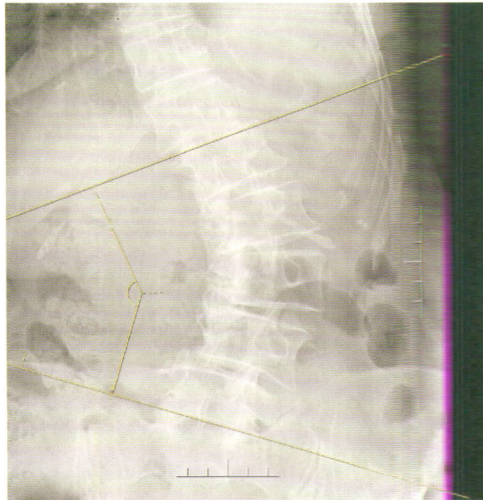

图 7 - 2　Cobb 角测量

正常范围：0 度。

意义：该角度反映脊柱侧弯的程度，轻度：<40°；中度：40°~59°；重度：60°~79°；极度：>80°。

（三）脊柱旋转度（Nash - moe 法）

照射位置：脊柱正位像。

测量方法：将椎体的一半至椎弓根内侧缘分为三等份，观察椎弓根像所处的位置，共分为四度（图 7 - 3 ~ 图 7 - 7）。

正常范围：椎弓根像位于外侧。

意义：提示椎体旋转移位的程度。

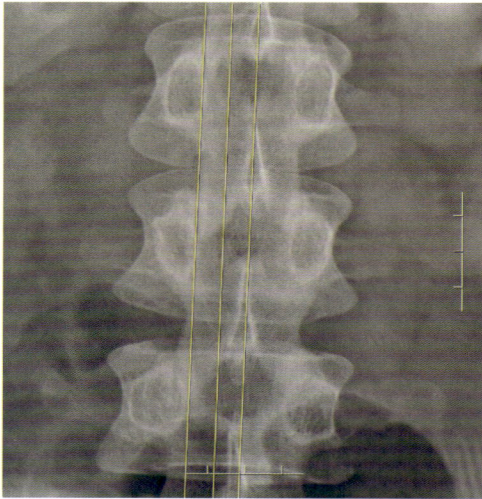

图 7 - 3　正常椎体

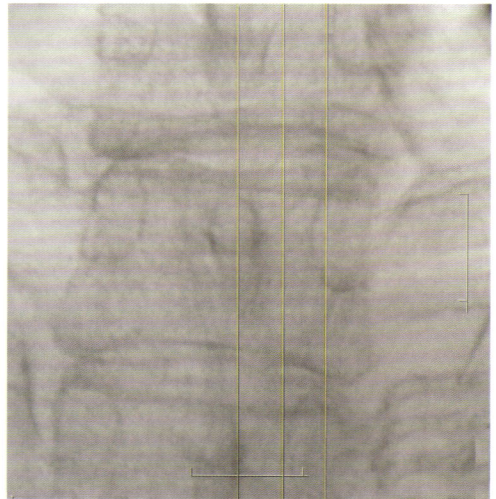

图 7 - 4　Ⅰ度旋转

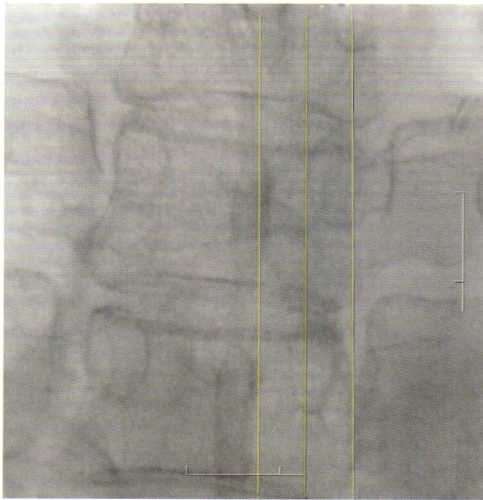

图 7 - 5　Ⅱ度旋转

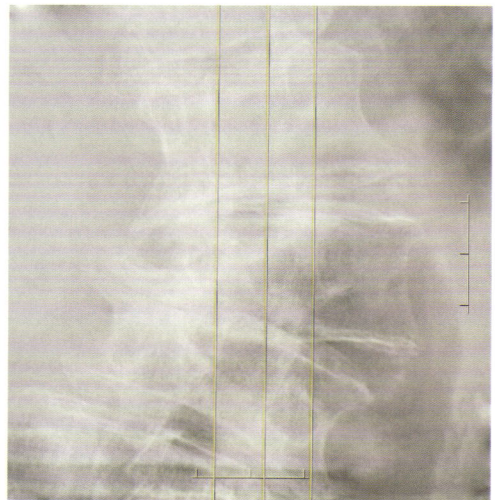

图 7 - 6　Ⅲ度旋转

（四）椎体角与椎间盘角

照射位置：脊柱正位像。

测量方法：脊柱侧凸时最突出椎体上下缘延长线所成的角度为椎体角（图7 - 8），最突出椎体的下缘与下一椎体的上缘的延长线所成的角度为椎间盘角（图7 - 9）。

正常范围：0 度。

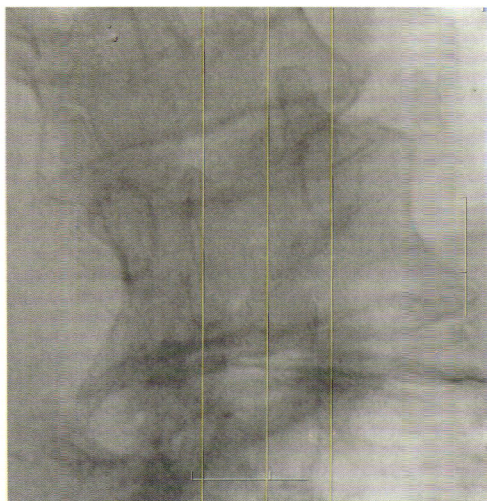

图 7 – 7　Ⅳ度旋转

意义：椎体角与椎间盘角的大小间接表示脊柱侧弯的程度，可用于评价治疗效果。

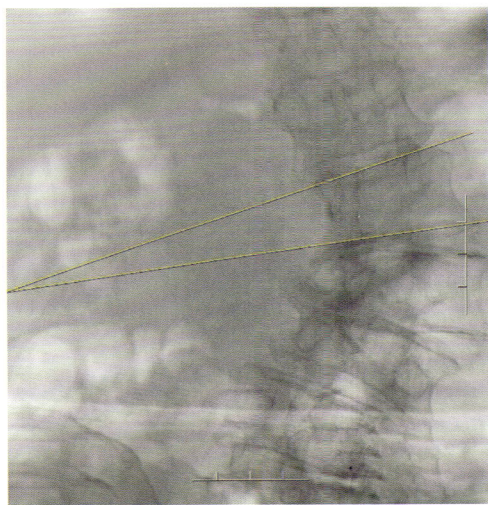

图 7 – 8　椎体角测量

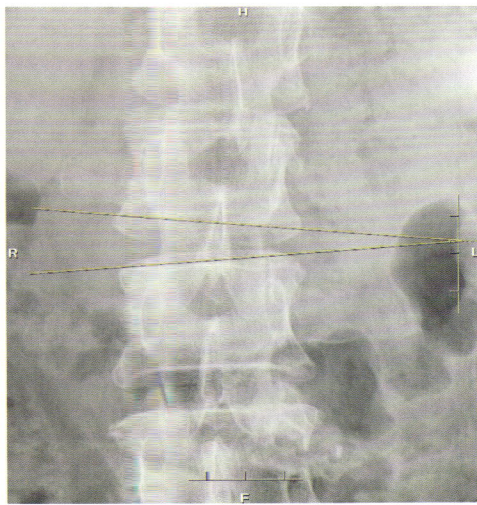

图 7 – 9　椎间盘角测量

（五）颈椎生理弧度

照射位置：颈椎侧位，管球距胶片 1m。

测量方法：颈椎前曲顶点椎体的后缘至枢椎齿突尖后缘与颈 7 椎体后下缘连线的距离（图 7 – 10）。颈椎正常生理弧度详见表 7 – 2。

表 7 – 2　颈椎生理弧度　　　　　　　　　　　　　　　　　　（单位：mm）

年龄	男	女
20 ~ 29	7.1 ±4.0	5.4 ±4.6
30 ~ 39	7.8 ±5.4	6.7 ±4.2

续表

年龄	男	女
40~49	8.6±4.5	7.6±5.7
50~59	7.6±5.5	7.2±4.7
60~69	9.1±5.6	8.3±4.9

意义：反应颈椎退行性改变的程度。长期伏案工作及颈椎退变者可见生理弧度变浅。

（六）齿状突与椎间关节间隙

照射位置：颈椎开口位，管球距胶片1m。

测量方法：齿状突外缘至枢椎关节的间隙（图7-11）。

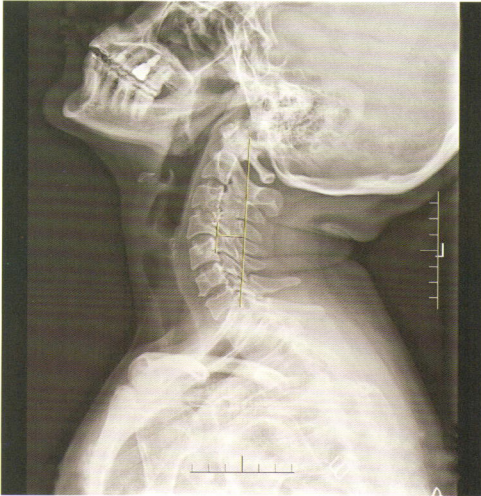

图7-10　颈椎生理曲度测量　　　　图7-11　环齿关节间隙测量

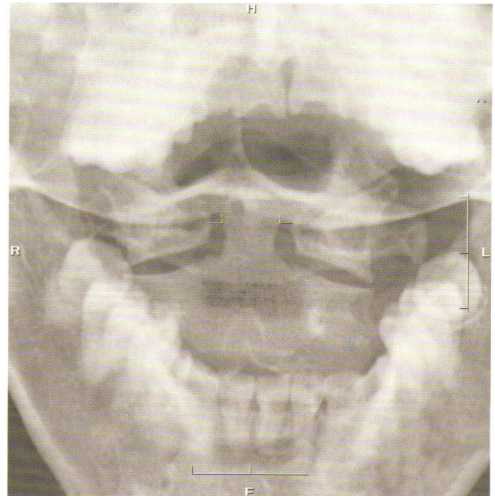

正常范围：正常齿状突与椎间关节间隙详见表7-3。

表7-3　正常齿状突与椎间关节间隙　　（单位：mm）

年龄	椎间关节间隙	
	男性	女性
20~29	1.6±0.5	1.5±0.5
30~39	1.6±0.5	1.4±0.5
40~49	1.6±0.5	1.5±0.4
50~59	1.6±0.5	1.4±0.5
60~69	1.6±0.5	1.4±0.6

意义：判断寰枢椎稳定性，判断是否存在寰枢椎脱位与半脱位。

（七）齿状突前间隙

照射位置：颈椎侧位片，管球距离胶片1m。

测量方法：寰椎前弓后缘至齿状突前缘的距离（图 7 −12）。

正常范围：儿童：1～4㎜，大于 5mm 时为异常。

　　　　　成人：前屈位：0.3～1.8mm

　　　　　　　　中立位：0.4～2mm

　　　　　　　　后伸位：0.3～2.2mm

意义：当寰枢椎失稳或脱位时，此值超过正常范围。

（八）颈椎失稳

方法一

照射位置：颈椎侧位。

测量方法：引各椎体下缘的延长线，测量相邻两线的夹角（图 7 − 13）。

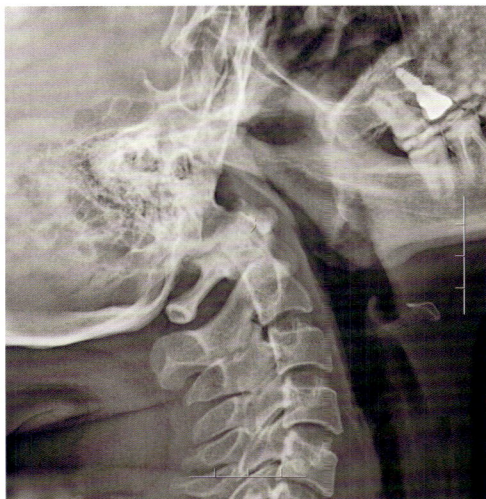
图 7 − 12　齿状突前间隙测量

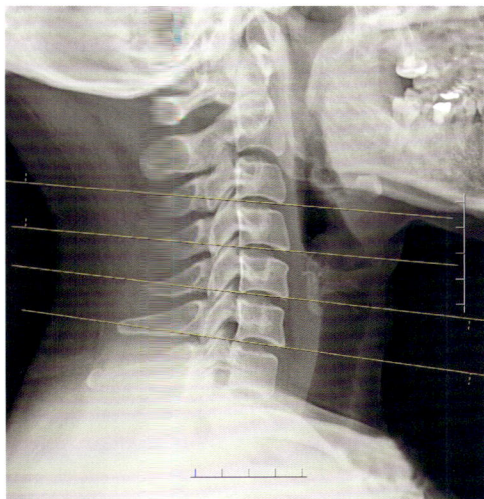
图 7 − 13　椎体失稳测量

正常范围：小于 11°。

意义：大于 11°说明存在颈椎失稳。

方法二

照射位置：颈椎侧位。

测量方法：上一位椎体后下缘至下一位椎体后上缘的距离（图 7 − 14）。

正常范围：2～3mm。

意义：超过 3.5mm 时考虑颈椎失稳。

（九）颈椎椎间孔径

照射位置：颈椎斜位。

测量方法：颈椎间孔前后径：上椎体钩状突后下缘与下椎体钩状突后上缘交界处（相当于 Luschka 关节）至上、下关节突交界处之中点；椎间孔上下径：上椎弓根下缘中点到下椎弓根上缘中点的连线（图 7 − 15）。

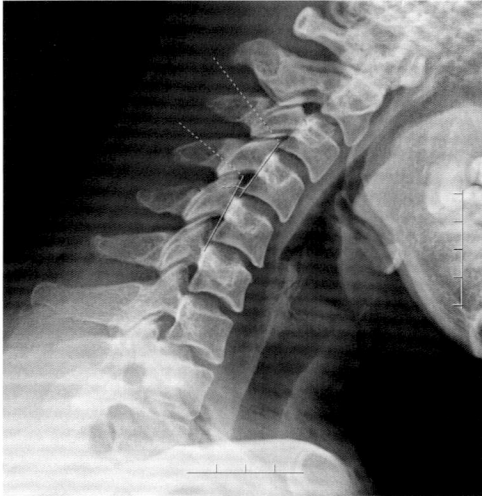

图 7 – 14   椎体失稳测量

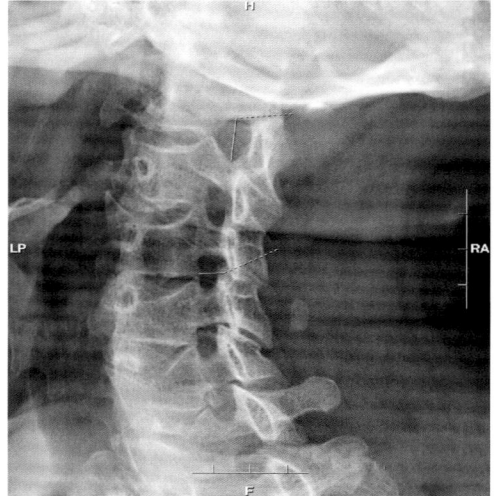

图 7 – 15   颈椎椎间孔孔径测量

正常范围：正常颈椎椎间孔径详见表 7 – 4。

表 7 – 4   正常颈椎椎间孔径 　　　　　　　　　　（单位：mm）

椎间孔	上下径		横径	
	左	右	左	右
C2/3	13.1 ± 1.5	13.7 ± 2.1	8.5 ± 1.0	8.2 ± 1.4
C3/4	12.1 ± 1.9	11.7 ± 1.7	6.0 ± 1.7	5.7 ± 1.5
C4/5	12.0 ± 1.1	12.3 ± 1.5	6.5 ± 1.5	6.6 ± 1.1
C5/6	12.2 ± 1.3	12.1 ± 1.4	7.3 ± 1.3	7.0 ± 0.8
C6/7	12.4 ± 1.7	12.1 ± 1.5	7.5 ± 0.9	7.1 ± 1.0
C7/T1	11.8 ± 1.3	11.5 ± 1.0	8.6 ± 1.2	7.9 ± 0.9

意义：颈椎椎间孔径变小多见于颈椎退行性变、颈椎滑脱、先天畸形及外伤；扩大见于 Dumbbell 肿瘤。

（十）腰椎管矢状径

照射位置：腰椎侧位。

测量方法：腰椎后缘至椎弓前缘的垂直距离（图 7 – 16）。

正常范围：正常腰椎管矢状径详见表 7 – 5。

表 7 – 5   腰椎管矢状径 　　　　　　　　　　　　（单位：mm）

节段	男	女
L1	19.9 ± 2.1	19.9 ± 1.9
L2	19.9 ± 2.2	19.9 ± 1.6
L3	19.5 ± 1.9	20.0 ± 1.8
L4	21.0 ± 2.3	21.0 ± 2.4
L5	21.5 ± 3.3	21.2 ± 2.0

意义：反映椎管的宽度，扩大可见于椎管内占位病变，窄小见于腰椎管狭窄。

（十一）腰椎滑脱（Meyerding 法）

照射位置：腰椎侧位。

测量方法：将椎体上缘分为 4 等份，自后向前、测量上一位椎体的后下缘的位置，其所对应的椎体上缘的序号，即为腰椎滑脱程度（1~4 度，见图 7－17）。

正常：腰椎无滑脱。

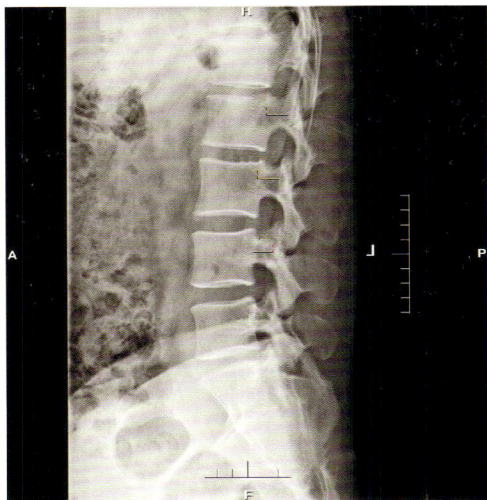

图 7－16　腰椎管矢状径测量　　　　　图 7－17　Meyerding 法测量

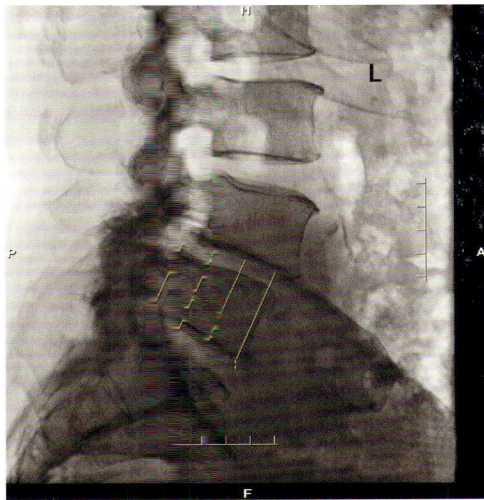

（十二）腰椎生理曲度

照射位置：站立位腰椎侧位。

测量方法：自 T12 椎体后下缘 A 至骶 1 椎体后上缘 B 画一直线，此线与沿腰椎各椎体后缘所形成的弧线构成一弓，测量弓顶至 AB 线的距离（图 7－18）。

正常范围：正常时弓顶应在第 3 腰椎，间距为 18~22mm。

意义：腰椎退行性变时此值变小；腰椎滑脱时此值代偿性增大。

（十三）腰骶角

方法一：Ferguson 法

照射位置：以髂嵴峰为中心，管球距离胶片 1m，腰骶椎侧位。

测量方法：S1 上面与水平面所成的夹角（图 7－19）。

正常范围：41.1°±1.7°。

意义：该角度的变化与腰椎各种疾病相关。

方法二：Junghanns 法

照射位置：腰骶椎侧位。

测量方法：L5 椎体上下缘中点连线与 S1 上下缘中点连线所成的夹角（图 7－20）。

正常范围：137.7°±1.3°。

意义：该角减少常常反应多种腰痛疾病的原因。

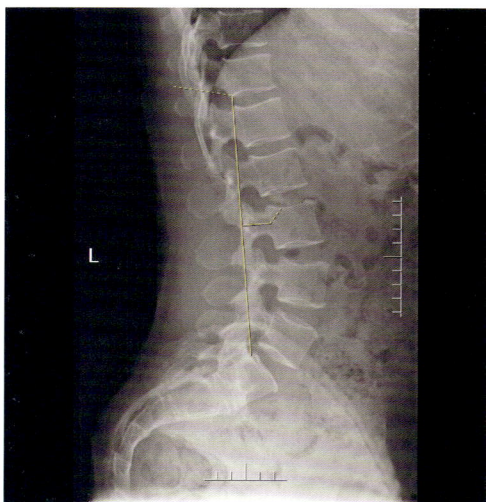

图 7 – 18　腰椎生理曲度测量

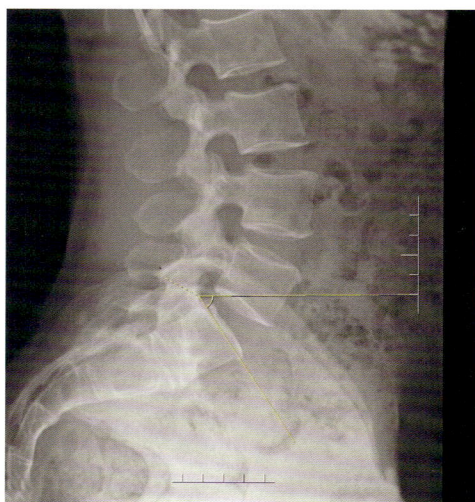

图 7 – 19　腰骶角 Ferguson 法测量

（十四）腰椎前移度

照射位置：腰椎侧位。

测量方法：滑脱椎体后缘与上一椎体后下缘至下一椎体后上缘连线所成的角，如两线平行测量其间距（图 7 –21）。

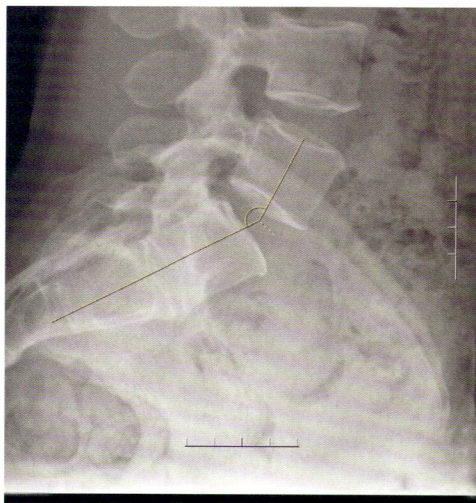

图 7 – 20　腰骶角 Junghanns 法测量

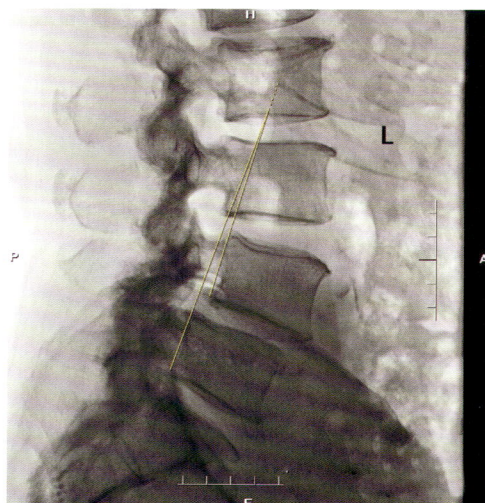

图 7 – 21　腰椎前移度测量

正常范围：小于 2mm 或小于 2°。

意义：平行滑脱时两线距离大于 2mm。旋转滑脱时两线夹角大于 2°时可作为腰椎滑脱的诊断依据。

二、四肢关节常用影像学测量

(一) 肱骨颈干角

照射位置：肩关节正位。

测量方法：肱骨中轴与肱骨头中点及肱骨颈中点连线之夹角（图 7 - 22）。

正常范围：140°～150°。

意义：此角小于 130°为肱骨内翻，大于 150°为肱骨外翻。

(二) 肱骨角

照射位置：肘关节伸直正位。

测量方法：肱骨干与肱骨滑车及肱骨小头定点连线所夹的角（图 7 - 23）。

正常范围：男性：77°～95°

女性：72°～91°

意义：此角增大为肘外翻，减小为肘内翻。

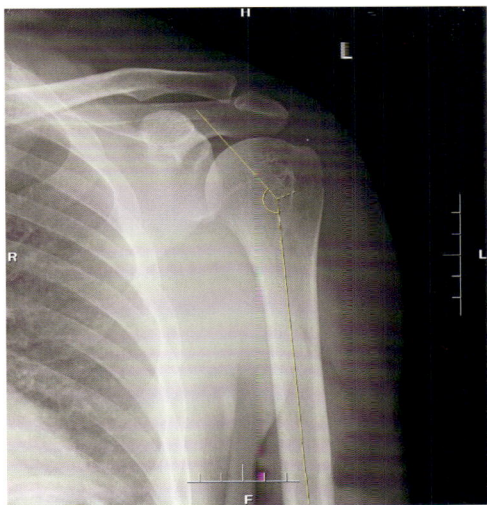

图 7 - 22　肱骨颈干角测量

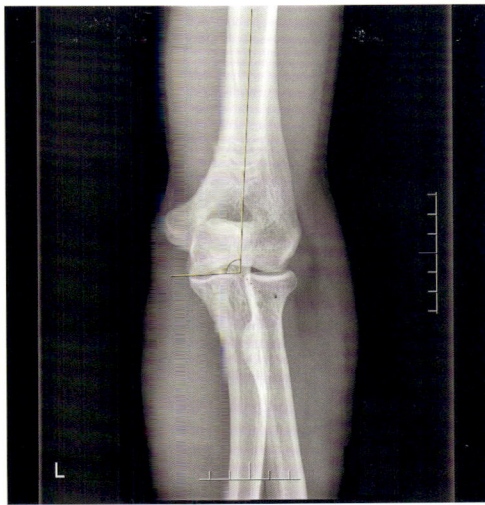

图 7 - 23　肱骨角测量

(三) 携带角

照射位置：肘关节伸直正位。

测量方法：肱骨长轴与尺骨长轴所成的角（图 7 - 24）。

正常范围：男性：2°～26°

女性：2°～22°

意义：此角度减少为肘外翻，角度增大为肘内翻。

（四）股骨下角

照射位置：膝关节伸直正位。以髌骨下方 1.5cm 处为投照中心。

测量方法：股骨长轴与股骨内外髁顶点连线所成的外侧夹角（图 7 - 25）。

正常范围：75°～85°（平均 81°）。

意义：用于评价膝内翻与外翻。

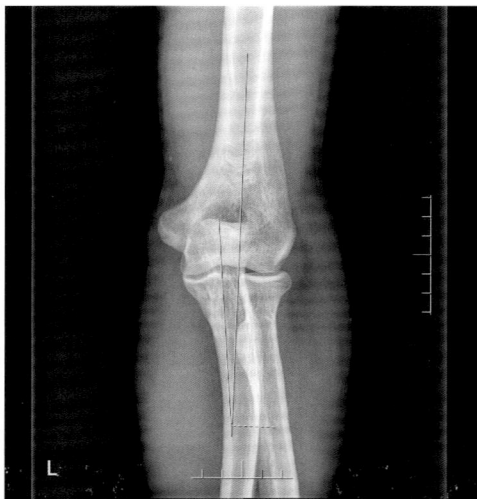

图 7 - 24　携带角测量

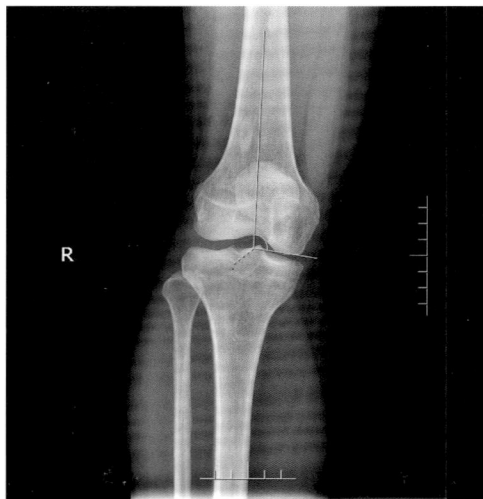

图 7 - 25　股骨下角测量

（五）胫骨上角

照射位置：膝关节伸直正位，以髌骨下方 1.5cm 处为照射中心。

测量方法：胫骨长轴与胫骨上端关节面所成的外侧夹角（图 7 - 26）。

正常范围：男性：85°～100°

女性：87°～98°

平均：93°

意义：评价膝内翻与膝外翻。

（六）Q 角

照射位置：下肢全长正位像。

测量方法：从髂前上棘到髌骨中点连线为股四头肌牵拉力线，从髌骨中点到胫骨结节连线与股四头肌牵拉力线相交之角，即为 Q 角（图 7 - 27）。

正常范围：男性：10°～15°

女性：12°～18°

意义：大于正常范围提示膝关节外翻、髌骨外移倾向增加。

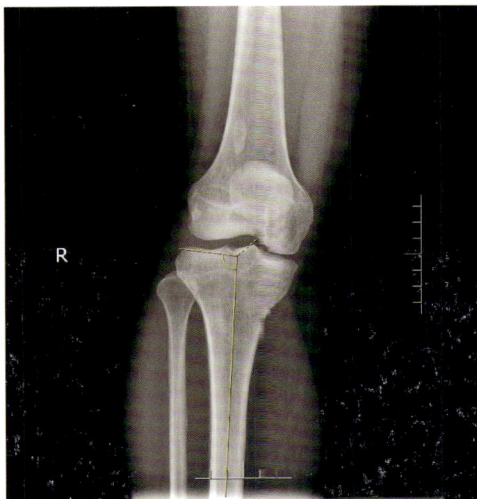

图 7 – 26 胫骨上角测量

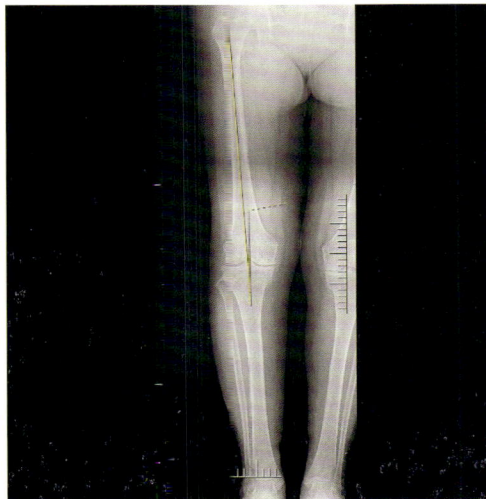

图 7 – 27 Q 角测量

三、美式整脊技术常用影像学测量

（一）冈斯德读片法

第一步：观察侧位片

找出向后、移位向下的椎体，在每一个椎体的下缘画一条可以代表椎体水平的直线，尽量向后延长，如果某一椎体水平线过早与下位椎体水平线相交，则该椎体就是向后、向下移位的椎体，即原发性半脱位的椎体。

第二步：观察正位片

找出半脱位椎体的棘突偏移方向及其与下位椎体的椎间隙是否存在楔形开口。

方法：在每一个椎体两侧相同位置接近下缘处画一条可以代表椎体水平的直线，尽量向两侧延长。如果两条线不平行，则代表有楔形存在，宽的一侧为楔形开口侧，窄的一侧为楔形闭口侧。

棘突偏移方向的确定：①棘突明显偏向一侧；②偏向侧棘突中央到椎体边缘的距离较短；③偏向侧椎弓根影横径变小，并向椎体边缘移位；④偏向侧下关节突影变小。

（2）冈斯德分析法所用的字母及缩写详见表 7 –6。

表 7 – 6 冈斯德字母缩写

A	向前	In	向内
P	向后	Ex	向外
R	向右	Sp	棘突
L	向左	La	椎弓板
S	向上	T	横突
I	向下	M	乳突

（三）使用举例分析

1. 观察侧位

画小黑点在每一椎体下缘，一个近前端，另一个近后端，它们必须标示在椎体投影的下方尖端，所有的椎骨必须标示小黑点，从枢椎至第一胸椎（图 7 - 28 ~ 图 7 - 32）。

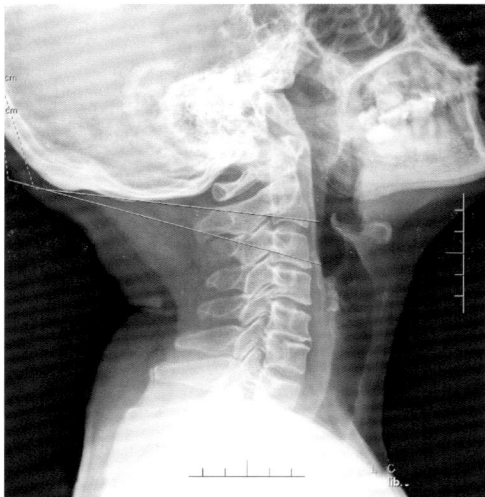

图 7 - 28　侧位标识黑点

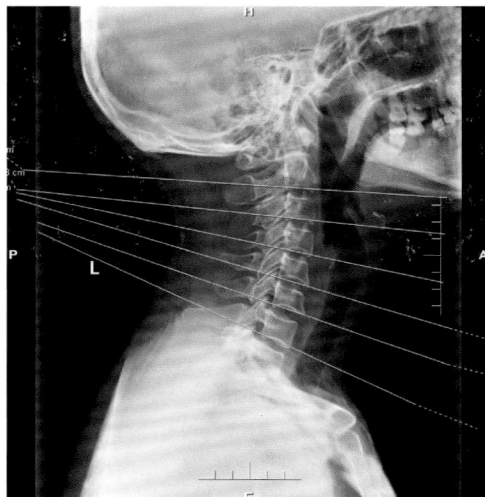

图 7 - 29　正常的颈椎前屈弧度，通过椎体的直线向后方聚合

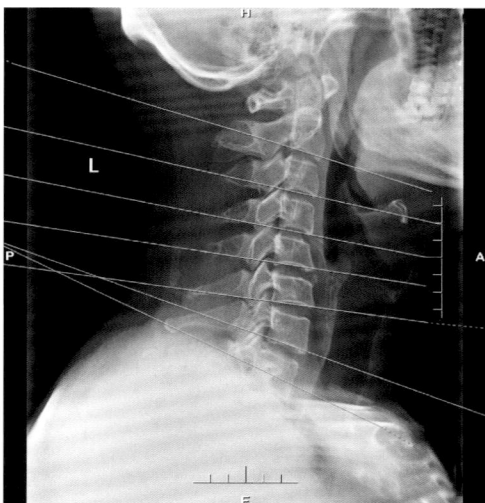

图 7 - 30　典型的补偿性前屈不足，较低处直线聚合，较高处直线分散

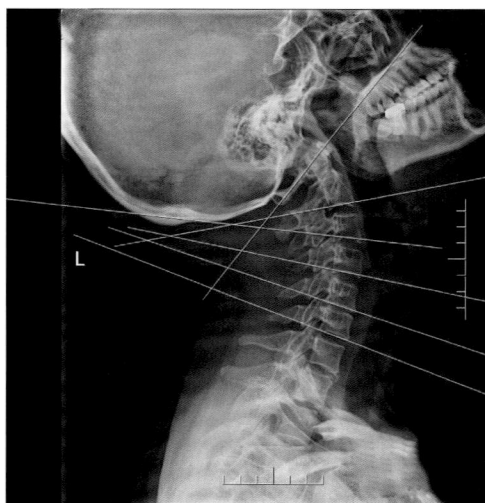

图 7 - 31　颈椎前屈过于补偿作用，直线交会较靠近椎体

从侧位片上看到某一椎体向后偏移，且其小黑点的连线过早与下位椎体的连线向交会（与其他节段相比），此椎体即有错位，为向后向下偏位（图 7 - 33）。

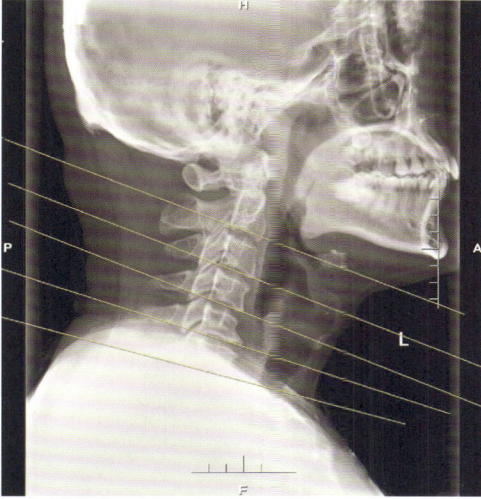

图7-32 颈椎后屈弧度源于补偿作用，直
线向后方分散

图7-33 第6颈椎向后和向下偏位

2. 观察正位

在颈椎正位 X 光片分析中，画直线平行于椎骨体投影的侧方尖端，此直线是椎骨体平面的可靠指标。画个黑点在这些尖端的位置和平行尺对齐它们，然后推移尺缘到椎间盘间隙之下并画直线，这些直线代表椎骨体的平面，因此可观察楔形椎间盘的情形（图7-34）。

枢椎 PLI - La - Inf 黄突孔的变化和齿状突 - 椎弓板接合的直线显示有旋转偏位，通过椎弓根小白点的直线呈楔形，矫正的接触点在右侧椎板（图7-35）。

图7-34 正常正位投影

图7-35 PLI - La - Inf

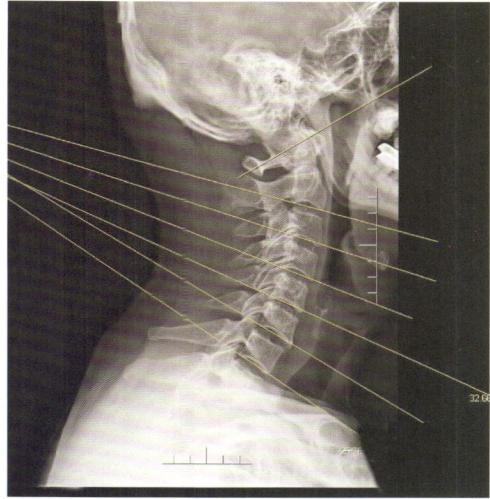

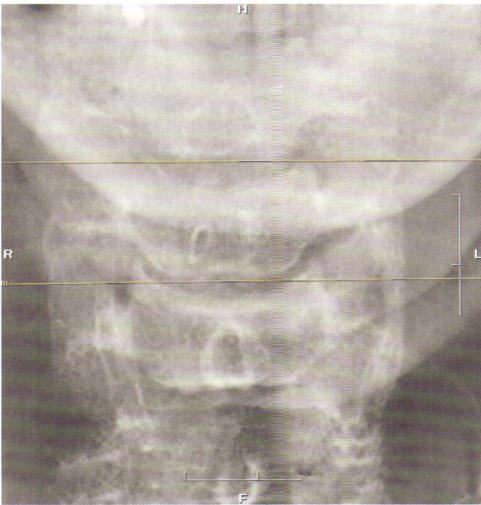

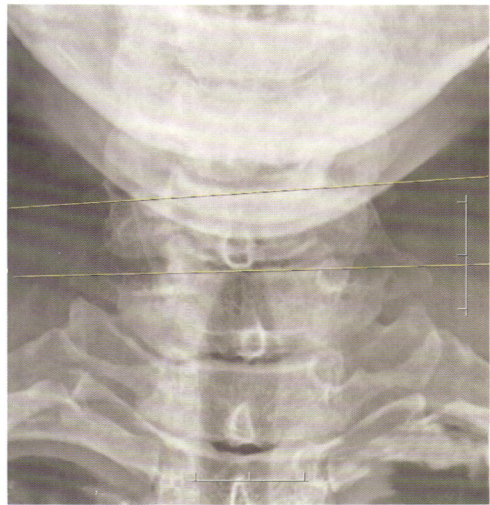

第二篇

原理篇

第八章 手法机制假说

矫正手法的主要目标，是通过减轻肌肉骨骼系统疼痛和功能异常来改善患者的健康状况。力学功能障碍的软组织紊乱会导致软组织纤维化、适应性萎缩、关节失稳或结构变化。关于矫正手法的外力如何转移至人体并产生作用，出现了各种假说。

手法的外力可以通过记录载荷计算。矫正手法治疗中存在预推力（预载荷）期与推力期。有学者测得胸椎峰值力介于 200～550 牛顿之间，推力持续时间为 100～150 毫秒；颈椎平均峰值力为 100 牛顿，持续 80～100 毫秒。实际上预应力与峰值力因术者而异，其共同规律在于预载荷期产生预矫正张力，矫正推力为快速加速期的高速力，持续时间极短，至推力达到"有效推送峰值力"，同时出现推送力峰值集中的患者体表"密切按压区"。

单位持续瞬间时间、预载荷矫正张力至"有效推送峰值力"、峰值力集中的最小"密切按压区"三个因素，构成矫正手法力学假说中矫正手法力学控制论的基础。

力学作用的脊柱关节对象：节段性肌肉痉挛、关节周围软组织纤维化或萎缩称为关节外原因；关节囊内粘连、后关节移位以及椎间盘内紊乱交锁称为关节内原因。

（一）关节间粘连的假说

指关节固定或活动性减低，假设为椎体关节突关节的关节面粘连，矫正手法可能作用产生相关关节粘连的裂隙。

（二）关节或椎间盘交锁的假说

关节交锁指关节囊内的紊乱移位造成关节活动的减少或阻塞。假说有滑膜关节半月板样物封闭理论，手法牵拉作用可能产生气穴并影响小关节的屈伸、侧屈及旋转。

椎间盘交锁是指椎间盘内部移位，脊柱运动节段正常活动受限。假说认为椎间盘机械移位是伴随衰老、退行性椎间盘疾病和外伤产生的病理生理变化而引起的关节功能障碍。矫正手法对后关节牵拉作用同时还可能影响椎间盘，如果损伤碎裂的髓核向中心位置位移，髓核碎片向纤维环薄层之间位移，有可能减轻机械或神经损伤。

（三）神经学假说

整脊手法以一定的刺激量及刺激的空间、时间作用于神经系统，依赖于神经系统结构与功能的高度统一，通过神经递质发挥一系列的生理生化效应。①手法"信息"对感受器及其传入途径的影响；②调整自主神经的功能活动、改善疼痛的微环境；③抑制节段性神经反射性肌电活动；④增强脊髓水平的闸门控制作用；⑤对丘脑相关神经核的影响；⑥对皮质下行调控抑制系统的影响。

（四）镇痛假说

整脊手法产生的力，以激活机体表面或深层躯体功能感受器、本体感受器和伤害感受器，此刺激有可能在脊髓感觉神经元传入造成阻塞，引起中枢神经系统传入信号模式的改变并抑制中枢神经痛传导。

（五）运动链影响假说

人体框架运动链中刚接（固接）损害影响骨结构，铰接（铰链）损害影响关节、韧带、肌腱、筋膜、软骨（含间盘及耻骨联合）。手法干预改变刚接与铰接的形态及人体姿态，使框架结构趋向符合直立行走常态的关系，著名在 wolff 定律强调结构形态足以承接力学负荷，这些才是神经传导正常表达的前提。

（六）神经根压迫假说

脊柱运动节段功能障碍在于关节病理特点，例如神经根因机械性刺激而出现炎性反应现象等。该假说假设减少半脱位及释放局部能量积聚，矫正手法可能会有效减少神经根牵拉、压迫、炎性刺激等病理机制。

（七）反射功能障碍假说

脊柱结构变化可能对交感神经节产生机械刺激，引发节段性交感神经异常兴奋。假设脊柱功能障碍或疼痛可能不是躯体或内脏功能障碍及疾病的原因，而是结果。而与神经免疫调节网络、循环系统关联的假说研究更为复杂且缺乏公认。

第九章 手法技术中 "界限" 的意义

美国整脊医学联合会的教育委员会（ECOP）总结了规范术语词汇表，出版了《整脊疗法医师指导手册》。定义整脊疗法为 "在有关生物体构造（解剖学）及功能（生理学）基本内容的基础上扩展的关于健康支持与照顾行为"。其他诸如美国卫生考试委员会建议的《美式整脊技术——原理与操作》也强调徒手操作，不强调药物与手术。其各家学说共同点基于以下认识：

（1）人在整体上是一个动态单位（类似于中医整体观）。

（2）人体具有自我调控机制（类似于损伤与自我修复学说）。

（3）各部位的结构与功能相适应（生物力学学说支持）。

（4）合理的治疗原则应建立在以上要求基础上。

整脊矫正手法技术施以外力于人体结构，前提应为符合人体生理解剖结构 "安全性" 要求，即对骨性结构的 "刚性连接" 及软组织结构的 "柔性连接" 不能形成结构方面的损伤。手法追求的目标：通过施加切实合理的外力（包括弯曲、扭转、拉伸、剪切等）干预或改变骨连接的相对位置关系，改变骨与关节力学传递状态，影响特定的包括局部及整体的不平衡状态。手法外力干预了系统局部的 "能量积聚"，意味着干预了其局部 "过度加载" 的力系。对于广义的被视为黏弹性材料的结缔组织，例如肌腱、筋膜、韧带等，如同一个 "卸载荷" 的过程。不稳定平衡的关节局部应力集中往往是维持这种不平衡的关节涉外力系，可以是体外的重力也可以是体内失衡的张力等，在紊乱的力系下，静力失衡的关系产生运动需要机械运动链以获得相对加速度。紊乱的力系分布形成病因损害，同时伴有局部失衡能量积聚或释放，人体自身固有的自稳调节功能受到挑战，导致功能表达变化，称之为症状。

手法技术的原则前提是确定操作 "界限"。每一个部位（运动单位）最大的活动范围即解剖学界限。主动活动的界限即生理界限，它应是人体能力可及且易误伤的。生理界限与解剖界限之间的运动，称之弹性界限，适于肌筋膜及韧带的被动活动范围，手法选择原则应符合界限的原则，生理界限当受到病因损害时不是恒定的，而弹性界限往往是手法选择常用的区域。界限的评估是手法选择安全性最重要的前提条件。

第十章 手法力学 "控制" 的意义

　　手法控制包括矫正推力的方向、程度和接触位置。术者与患者手型最紧密的接触区，一般称之局部按压点，一般通过表皮组织的牵拉可以预防术者手法发力按压时产生滑动，杜绝或减少分散于患者体表软组织的矫正力。

　　在手法操作特别是矫正性发力之前，应对矫正性推力的方向控制做出预判，这是体表软组织牵拉及局部按压点选择的前提。同时要保证撑开牵拉、预载荷拉力方向及下一步将产生的矫正性推力的方向对产生的关节运动符合解剖学及运动学的要求，以无害为前提。推力控制方向一般是直线，可以向头、尾、腹等方向，为了避免导致关节压缩、关节张力增高等，也可在施术中适当调节推力方向，一般而言对一个单一关节可以分别采用多种方向。

　　矫正性推力的控制一般指具有方向的力（外力）的大小和程度，来自于术者身体肌肉收缩或躯体接触患者产生的作用。应注意的是，术者产生的预载荷张力过高、推力过大、过深有可能超越关节活动的"解剖界限"，即可能导致患者受伤。而目前推力应用的测量研究尚停留在测力手套的科研阶段，于多数临床应用者而言一般处于"手摸心会"层面，建议初学者可以采用"盲人探路"式的方法尝试推力大小，或分别多次渐进性掌控。

　　矫正力（不是单指矫正性推力）产生除了术者发出的动能产生的外力，还应包括患者异常的形态产生的机械阻力。操作过程中将会产生反作用力。当术者快速的伸肘，同时肩关节内收时，术者胸肌与伸肘肌可同时收缩产生推力，推力快速终止时，患者应对冲击造成的弹力、反作用力与速度也产生了。反弹按压法有效地利用了这个力学原理。因此矫正性推力也可以借助机械性推力设备（整脊床），它能产生预矫正性推力和对抗张力，对术者而言，力量、速度、能量的需求将大大减少，更为方便。

　　矫正推力手法由术者前臂—肘—肩部产生的推力、拉力、旋转力组成，术者的躯干静止不动。如果要增加成为矫正性的冲力，也可以将术者髋部或躯干的重量增加成矫正性外力，一切取决于对矫正冲力所需求的速度。一般而言，术者若不需要以自己的体重部分辅助以增加矫正性外力，那么一切推力均来源于术者的肌肉收缩，即只需上肢按压就可以完成操作。双上肢的发力可以是同步的，亦可以为一侧上肢为手法操作的中心点发力，另一侧可以成为辅助作用，例如对重力侧叠加，或者固定患者所需体位，或者按压主力侧中心点以外的位置辅助发力甚至对抗消减发力。

　　矫正性推力可以是单次或多次完成。每次之间可以有间歇时间。间歇式推力及无间歇式推力，类似于脉冲式及连续式产生外力。

辅助手与操作手的概念。辅助手用来固定患者、固定关节或者增加操作手的力量。一般起到稳定力的作用。操作手是推力的发出部位，起到推力矫形力的作用。前提是术者操作首先要维持一个对称和中立的体位，在传达矫正性推力时，术者的身体重心变化将使操作手的手掌按压点在患者身上形成"最紧密接触区"，构成着力点。如此，术者身体重心变化通过操作手的按压点到患者的着力点构成了预想的矫形性推力的发送方向，即矢量控制线方向。在根据事先诊断预想设计矢量控制线方向后，预想控制推力到达患者组织的深度与术者发送推力的速度也就决定了推力的大小程度，力的大小是目前需要术者反复体验而无法简单标记力学单位的一个难题。

手法力学"控制"要义在于矢量控制线预想，到达组织深度预想共同"合成"的施力速度。要传递出速度与深度最为匹配的矫正性推力，基本要求是不要加重症状；同时深达骨部的按压如果诱发患者不必要的肌肉收缩及抵抗力，那么矫正力也就失效了。

升降整脊床辅助设备是美式整脊技术标志性的产物。对术者手法操作起到辅助作用。其升降块对即将矫正的关节提供撑开牵引力，增加了手法操作中长轴牵张力。预矫正张力和设备产生的撑开牵引可以减少术者的肌肉收缩力。机械治疗床有助于向关节施加预矫正张力，术者无需过大的推力即可完成矫正手法，同时能明确感受到自身传递的矫正推力的矢量控制线方向和发力程度。

第十一章　美式整脊手法技术应用研究探索

整脊师在尝试或长期应用美式整脊技术后，在临床中体验到患者症状改善的喜悦，越来越信任手法医学在脊骨神经病学的肯定疗效。与此同时，他们往往会进一步陷入关于其有效性与安全性的"界限"的思考，而这种思考无疑是通往优化疗效的途径。

《运动功能的理解性解剖》（原著：Pierre Rabischong，主译：凌锋、鲍遇海，北京大学医学出版社）原著前言中，Pierre Rabischong 写道："所有的人类个体都是独一无二的存在，也就是说在生命历史长河中，绝对不会出现完全一致的复制品，每个人的基因组织都有着物种特有的部分，同时又有着个体的独特之处。个体的生命都是有限的，器官和细胞遵循一个时间周期，或者按既定程序继续增殖分化，或维持原样。但是无论怎样变化也敌不过岁月的侵蚀，随着生命系统衰退和老化，病变的各种药物应用的增多在所难免。理解性解剖是从发现和认识人体的各种具体运动功能入手，阐述实现这些功能的原理，再解释和描述涉及的解剖结构，从而架起一座从功能到形态的桥梁"。原著甚至断言：不同运动缺陷疾病治疗（包括手法治疗）是未来运动系统医学一大治疗的方向，其基础在于理解性解剖对运动功能的认识。手法整脊由此也在找寻徒手操作有效性与安全性"界限"的研究思考方向。

整脊徒手操作的模式属于物理性的力的传递。虽然可以辅以整脊设施，但诚如前言所谓人类的个体都是属于独一无二的存在，相对而言手法操作者每一位的手形、推送力量、速率、节奏、幅度、最紧密接触区、方向特别是手感意会也同样是独一无二的存在，那么我们只能是从规律中寻求其操作有效性与安全性"界限"的种种可能性与可行性。

于安全性而言，一般是以不增加副损伤为判断，亦即不出现原症状以外的骨折、脱位、肌肉再损伤以及晕厥等意外事件，更重要的是在原症状基础上不出现疼痛、眩晕、心慌、麻木、活动功能进一步受限等感觉及运动功能障碍程度的增加。于有效性而言，不同学者做出很多探索，令人容易接受的是临床研究循证的证据，例如功能量表、疼痛改善程度等等，而困难在于疼痛改善机制的基础研究结论，无论是途径还是信号通路，无论是组织还是细胞不同层面的变化机制，有关此病灶疼痛来源的基础研究结论尚无统一公认。

原林等发现外治法机制可能如下：一是产生损伤因子，物理刺激产生的损伤因子促进局部结缔组织干细胞增殖、分化加强，促进修复，这是机体最基本的功能。二是机械牵拉效应，牵拉形成对细胞膜的张力，促进细胞膜 Ca^{2+} 通道开放，干细胞密度增加。三是神经反射效应，表皮的乳头层存在神经感受器，骨膜分布痛觉、触觉、压觉感受器，外来刺激带动周围结缔组织，牵拉更大范围的神经感受器产生神经兴奋，向中枢传入神经冲动。外源性的神经信息在传入相应的脊髓节段会对内源性的神经信息产生屏蔽作用而对肌肉的张力产生反射性的松弛作用，这就是针刺镇痛和解痉的脊髓层面的生理学机制。四是局部损伤修复基本功能效应，病变部位承受的刺激与外治法刺激的强度相关。五是机体应激效应，包括激素分泌、交感神经兴奋、防御能力增强及对抗疼痛能力增强（大脑内类阿片物质）。六是结缔组织扭伤牵拉效应，促进淋巴回流，交感兴奋，局部血管反应与细胞反应。当刺激的神经传入脊髓节段与病变部位神经传入节段相一致，按照不同外源刺激量，代谢反应活跃，包括神经反射调控和内分泌调控的人体自体调控系统进入功能状态调控。如果综上研究启发思路的话，我们手法技术研究可以聚集在手法作用局部"结构变化"的效应点上。即"结构手法刺激"研究。其层次、靶点，围绕"神经与血管"为核心释放激感因素，其运动与感觉功能改善规律的关键概念是："结构"手法下的解剖学效应变化规律。

外源性推力导致脊柱关节产生生理活动，在活动达到边界形成"预载荷"位置后，会出现类似"过伸""过屈""过旋"的亚生理区被动活动，这种弹性边界范围内的手法效应运动就是手法徒手整脊最基本的外在特征。首先要了解一个椎体在一个轴线上的旋转或平移能够与这一椎体在另一个轴线上的旋转或平移相关联，即所谓的耦联，也就是旋转伴随适度侧屈，反之亦然。脊柱运动是以运动组合方式出现，无法观察单纯的生理性的屈、伸、旋、侧屈，既然运动模式是耦联式或者三联式，那么针对某一关节的手法刺激也一定会对关节运动三联体中的其他关节产生作用，对所谓某一方向推力也会对其他不同程度方向的影响，也就是说，手法推力效应也不可避免产生耦联。

对整脊徒手手法操作的研究应对应脊柱疼痛来源。在脊柱疼痛中，与皮肤痛、肌肉痛、椎间盘源性痛及关节痛相比，难于理解的是神经痛的机制变化。椎间盘突出所致脊柱疼痛，一类是青壮年经影像学定位病变节段的急性疼痛，无论是微侵袭的常用干预介入及手术，还是以脱出物经较长时间吞噬细胞逐渐吸收的基础理论指导下的保守治疗手段均属常用；另一类则系多节段椎间盘突出及解剖结构退变、长期脱水的椎间盘形成多节段突出导致神经功能损害的慢性疼痛，多节段介入侵袭亦有不错的疗效，核心还是神经根病变作用。神经根受压引起缺氧或损伤，前根神经运动纤维损害还会导致肌力下降，但脊髓神经节受累也是慢性疼痛的重要原因，脊髓神经节位于椎弓根下方由脂肪组织保护，椎间盘突入椎间孔或椎间盘脱出导致的颈臂痛，病变范围可能仅为毫米级，所以手术或手法要求的牵拉反应应该轻柔。

"结构手法"研究聚焦脊柱神经根性疼痛与椎间孔位移变化的相关性。常见的神经根功能影响因子为：神经根或背根神经节机械刺激；神经根炎性反应；神经根复合体缺血；粘连或瘢痕导致神经根供求的脑脊液养分缺少；神经根管中神经根和神经鞘的活动减少。正常神经根能承受一定程度的变形。单纯的压迫并不引起疼痛，神经根受压时，根静脉阻塞产生的水肿影响神经传导。当神经根炎性反应致敏时，反应性纤维化造成神经根缺血，与硬脊膜一同与纤维组织粘连，造成神经根固定，活动性减少。当脊柱主动或被动活动时，张力过大就会导致疼痛。椎间孔，亦称椎间管（椎弓根管），前界为椎间盘及部分椎体，后界为关节突关节，下界为椎弓根。入口区——侧隐窝；中间区——椎根下盲区；出口区——神经根离开椎间孔。脊神经及神经鞘占椎间孔横断面的 1/3 多，也有学者认为最多达近 33%；椎间孔周围脂肪伴护其间，也包含部分疏松结缔组织、小静脉、动脉丛及窦椎神经分支和淋巴管等。关键看椎间孔的横断面积，其垂直高度大于前后距离，其中腰椎椎间孔横断面积向尾端逐渐增加，但 L5～S1 椎间孔区的较上位细小，胸椎椎间孔前后距离最小，符合其旋转活动较少的结构布局，颈椎下段横突后结节与椎弓根形成沟槽，形成脊神经出椎间孔的下界。当颈椎处于中立位时，椎间孔空隙最大，当向一侧侧屈伴同向旋转运动时，同侧椎间孔空隙生理性变小。胸段所有运动范围均减少，尤以旋转减少为著。腰段侧屈时，上位椎体下关节突"下沉"，同侧椎间孔横截面积减小，反之对侧的关节突相对于下位椎体的上关节突"上升"，椎间孔的直径增大，与此同时 L1～L4 侧屈伴对侧轴向旋转，L5/S1 侧屈伴同侧轴向旋转。

手法的目的在于有限化的神经根松动及活动度的增加，渐进的牵拉反应可能有益，过度则会造成损伤。伴随脊柱主动或被动活动，椎间孔的空间会随之变化。后伸时椎间孔高度下降，反之亦然。当侧屈时同侧椎间孔高度同时下降，对侧相应高度增加。因此，当椎间孔高度增加时，手法效应机制就迎来了一个介入时机。

脊柱的伸屈旋转运动若是耦联，手法操作亦必是耦联的，当牵引与旋转耦联时，一手操作形成的目标靶向椎间孔高度可能会增加，另一手操作的有限推力则可能形成椎间孔横截面积的瞬时机械松动，并可能形成有限化渐进式神经根的松动牵拉力学效应，随之会出现进一步反应。

第十二章 三维运动捕捉技术在手法中的在体研究

三维运动捕捉技术系统是由 14 台数字动作捕捉镜头（型号 Hawk，Motion Analysis 公司制作，像素值为 30 万，最高采集频率为 200 帧/秒，精度为 0.1mm）围绕于场地周边组成数字动作捕捉系统。Cortex 分析软件（Motion Analysis 公司开发）可用于动作捕捉数据的分析和三维图像重建。

场地校准：首先使用 T 型标定器在场地中持续挥动进行动态标定，然后将 L 型标定器（含 4 个光点，2 个水平仪）放置于实验场地中进行静态标定，通过静态及动态标定，对仪器及场地进行校准。

Marker 点标记：受试者及手法操作者穿上紧身衣后，在其身体的关键部位，如关节、髋部、肘、腕等位置贴上特制的标志发光点（marker 点）。本实验中受试者安置 marker 点分别为头部 4 点（头顶部 1 点、前额部 1 点、双侧颞部各 1 点）、双侧肩峰各 1 点、胸部两乳头连线中点 1 点、脐部 1 点、双上臂肱三头肌肌腹处各 1 点、双肘肱骨外上髁各 1 点、双前臂各 1 点、双侧腕关节尺桡侧各 1 点、双侧第 1、4 掌指关节各 1 点、双侧肩胛冈中点各 1 点、T3 棘突 1 点、双侧肩胛下角各 1 点、双侧髂后上棘各 1 点、L4 棘突旁开 5cm 处各 1 点、双侧髂胫束中点各 1 点、双侧髂前上棘各 1 点、膝部各 2 点、双胫前各 1 点、双足部各 4 点。操作者安置 marker 点分别为头部 3 点（头顶 1 点、右颞部 1 点、前额 1 点）、双侧肩峰各 1 点、T3 棘突 1 点、双侧肩胛冈中点各 1 点、双侧肩胛下角各 1 点、双侧髂后上棘各 1 点、双上臂肱三头肌肌腹处各 1 点、双肘尺骨鹰嘴上各 1 点、双侧腕关节各 1 点、双侧第 1、4 掌指关节各 1 点、胸部两乳头连线中点 1 点、双侧髂前上棘各 1 点（图 12 - 1 ~ 图 12 - 4）。

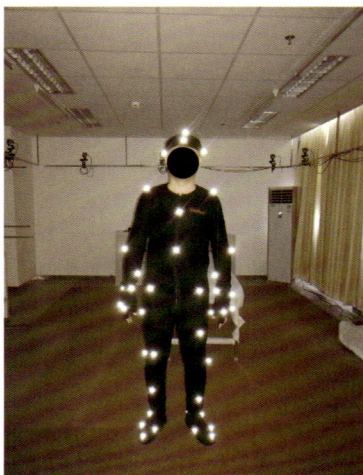

图 12 - 1 受试者前面观　　　　图 12 - 2 受试者后面观

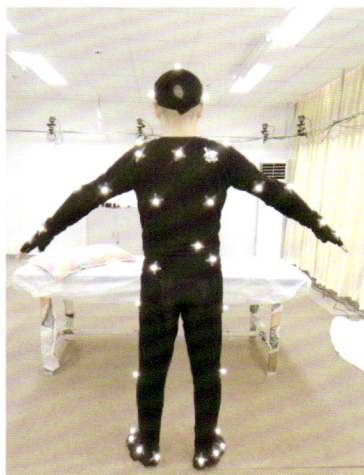

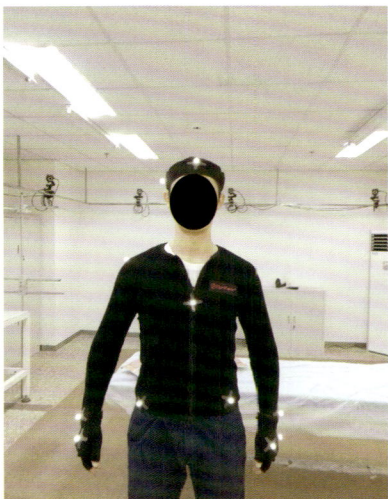

图 12 - 3　操作者前面观　　　　　　图 12 - 4　操作者后面观

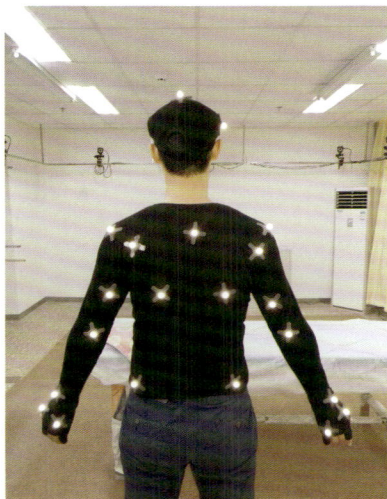

第一节　三维运动捕捉技术在颈椎手法中的在体研究

1. 手法操作（以右侧为例）

患者仰卧于整脊床上，调整角度使患者颈部轻度前屈，双上肢自然放于体侧，术者半蹲或坐于患者头部稍偏右后侧，术者右手五指自然伸开，中指指尖桡侧放于患椎关节突关节处，无名指侧放于后方，拇指、食指固定患者下颌部，右手掌与左手夹持患者头部两侧，两手配合先使颈部向右侧屈至有阻力感，双手带动患者头部向左侧旋转至最大生理角度，预载荷施力，使旋转角度达到生理角度极点，当中指感到阻力感时，中指及无名指指尖向颈部左前方行一瞬间推挤闪动力，使颈部轻度过伸至亚生理活动区，此时往往可闻及弹响声（图 12 - 5）。

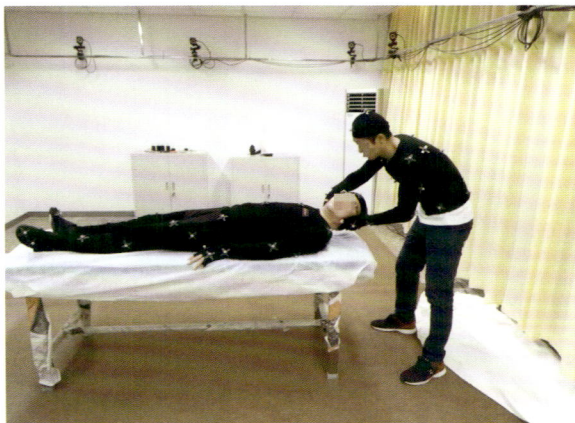

图 12 - 5　手法操作

2. 手法操作分析：

（1）预置体位（图12-6）：

右侧手法：前屈（抬起头）—右侧屈—左旋—扳动—恢复

左侧手法：前屈（抬起头）—左侧屈—右旋—扳动—恢复

以颈椎3个标记点作为参考点进行分析。

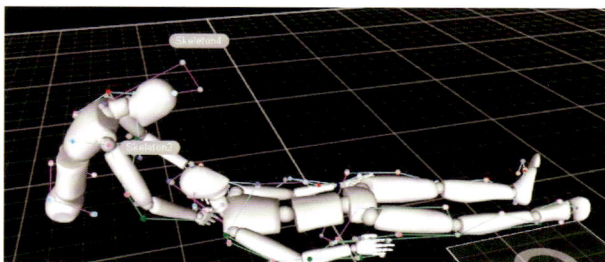

图12-6　动作捕捉

（2）位移运动曲线（图12-7）

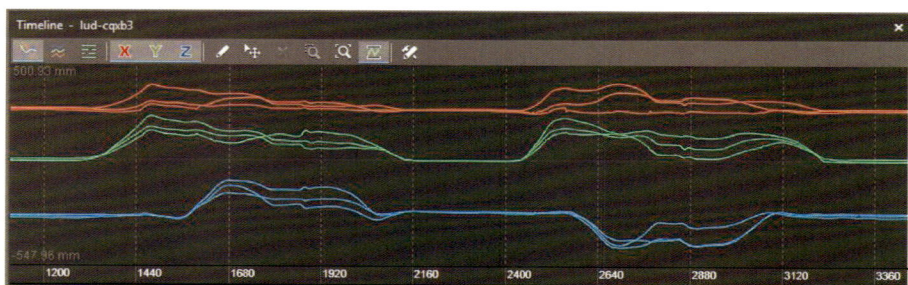

图12-7　颈椎位移曲线

颈椎位移曲线所示：蓝色竖线两端为右侧、左侧手法的运动曲线，黄色曲线处为手法扳动时位移变化，呈现短时剧烈小位移的特点。两侧手法运动曲线基本一致。

右侧扳动时间：0.197222s，右侧扳动位移：31.69297mm。

左侧扳动时间：0.161111s，左侧扳动位移：34.13601mm。

（3）角度运动曲线（图12-8）

颈椎角度运动曲线示：蓝色竖线两端为右侧、左侧手法的运动曲线，黄色曲线处为手法扳动角度的变化，呈现短时剧烈角度的特点。两侧手法运动曲线基本一致。

以初始位置的稳定角度作为中立位角度，进行各个动作的角度计算如下：

右侧手法：前屈角度46.12°，右侧屈角度35.41°，左旋角度39.34°，扳动角度15.24°。

左侧手法：前屈角度44.94°，左侧屈角度35.99°，右旋角度50.04°，扳动角度12.34°。

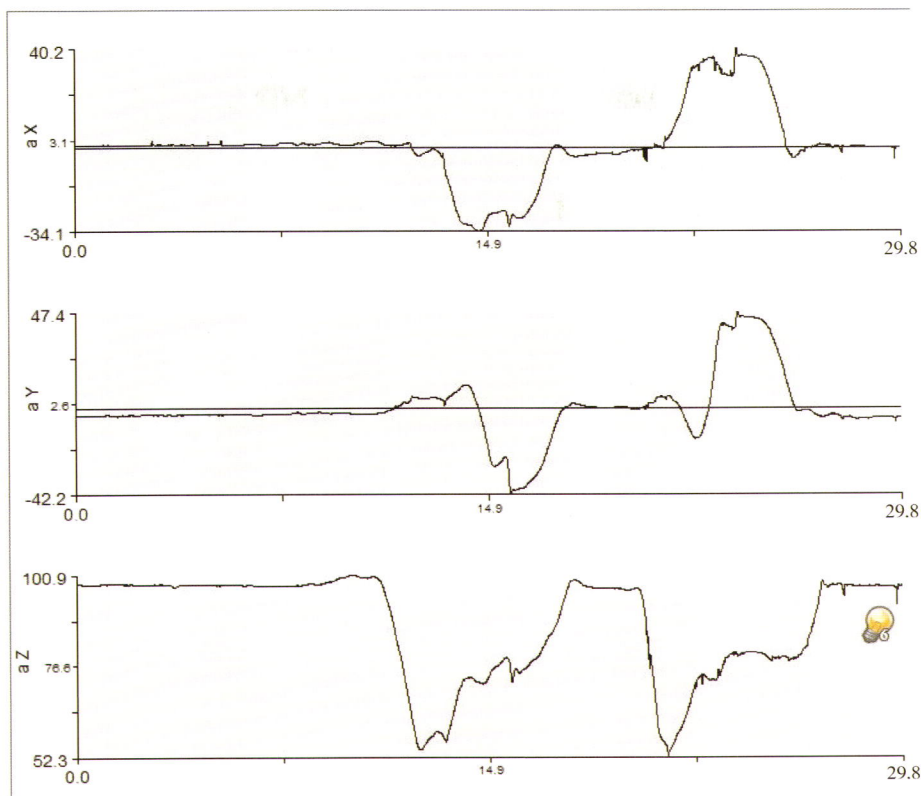

图 12 - 8   颈椎角度运动曲线

第二节   三维运动捕捉技术在胸椎手法中的在体研究

1. 手法操作（以右侧为例）

患者取坐位，让患者的手臂相互交叉抱于胸前，左手臂在上搭于对侧肩膀。并固定患者腿部，术者左脚在前半弓步立于患者调整侧后方，术者用左手小鱼际按压在患者需调整胸椎横突的左侧，右手从前方环抱患者并扶握住患者左肩部。术者右前臂带动患者肩部及脊椎胸段向右侧旋转侧屈，左手小鱼际向左前方施加推力使胸椎进一步右旋、右侧屈。当需调整节段达到最大右旋右屈角度时，稍用力加载预载荷，使右旋右屈达到生理活动极点，术者以左手小鱼际为支点，右手杠杆力来施加使脊柱右屈和右旋的闪动矫正力，使其达到亚生理区，往往可听到弹响（图 12 - 9）。

2. 手法动作分析

（1）预置体位（图 12 - 10）：预扭动—扳动—恢复。

以胸部背侧 3 个标记点作为参考点进行分析。

（2）位移运动曲线（图 12 - 11）

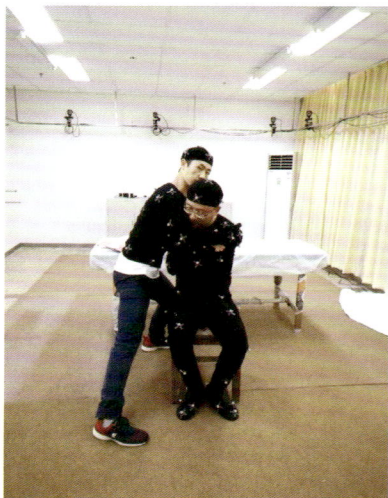

图 12 - 9　手法操作

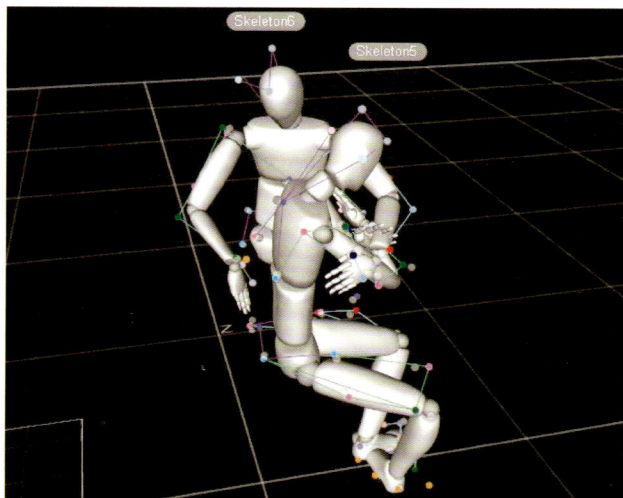

图 12 - 10　动作捕捉

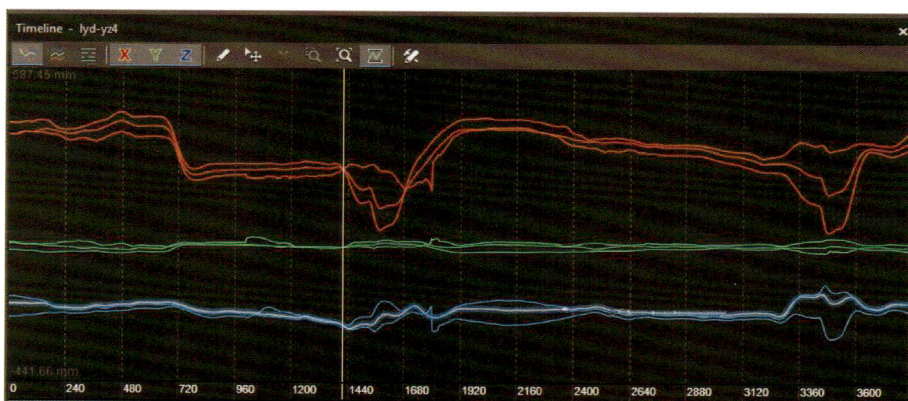

图 12 - 11　胸椎位移曲线

　　胸椎位移曲线所示：蓝色竖线两端为左侧、右侧手法的运动曲线，黄色曲线处为手法扳动时位移变化，呈现短时剧烈小位移的特点。两侧手法运动曲线基本一致。

　　左侧扳动时间：0.366667s，左侧扳动位移：76.06343mm。

　　右侧扳动时间：0.380833s，右侧扳动位移：69.16181mm。

　　（3）角度运动曲线（图 12 - 12）：胸椎角度运动曲线所示：蓝色竖线两端为左侧、右侧手法的运动曲线，黄色曲线处为手法扳动时角度变化，呈现短时剧烈角度变化的特点。两侧手法运动曲线基本一致。由于胸部旋转主要只有一个方向的角度变化，因此只在图 12-12a1 X 上提取。

　　以初始位置的稳定角度作为中立位角度，进行各个动作的角度计算如下：

　　左侧手法：预扭动 31.03°，扳动角度 15.57°。

　　右侧手法：预扭动 30.11°，扳动角度 19.79°。

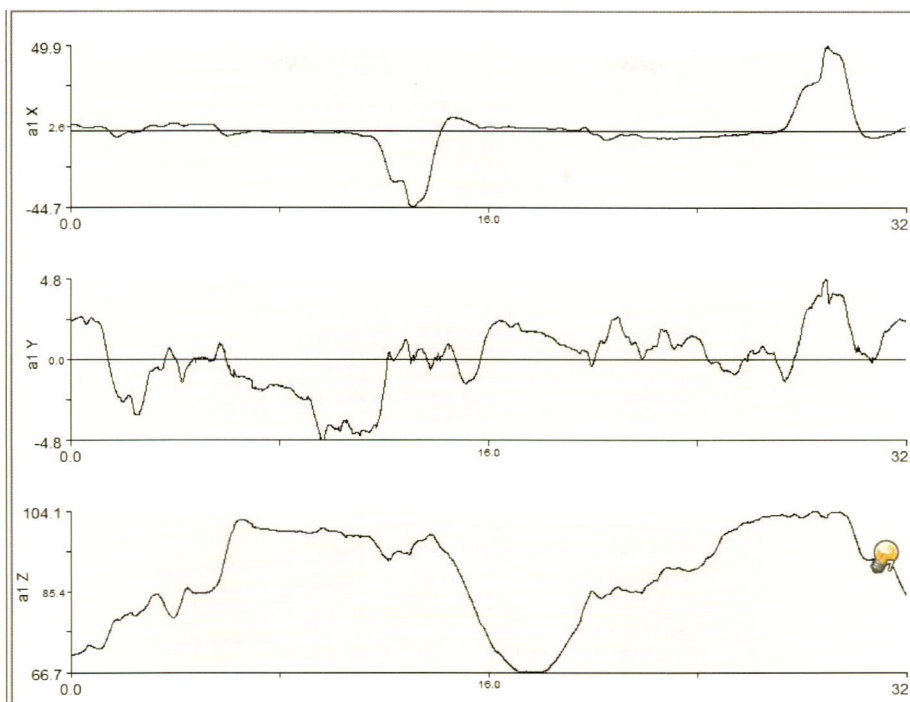

图 12 – 12　胸椎角度运动曲线

第三节　三维运动捕捉技术在腰椎手法中的在体研究

1. 手法操作（以左侧为例）　患者右侧卧位，右下肢自然伸直，左膝关节屈曲，患者上身尽量垂直于床面，减少肩部的旋转，右手搭于左侧肩部，左前臂自然垂直于床面，保证躯体头颈胸腰位于一条线上。术者以左脚在前半弓步立于患者腹侧，右手中指、无名指紧扣于患者需调整部位的左侧，右前臂近肘端顺势与患者左臀部接触，术者腹部按压患者屈曲的大腿，左手掌根按压患者右肩部，以术者右手推力带动患者躯体上部沿纵轴向后旋转，以保证调整矫正力作用在腰椎，以右手中指及无名指为接触点，右前臂及腹部靠身体重力带动患者躯体下部沿纵轴向前旋转，当旋转至最大生理角度时，施加预载荷力，瞬间予以向前侧旋扳力，此时往往可闻及弹响声（图12 – 13）。

2. 手法动作分析

（1）预置体位（图 12 – 14）：预扳动—扳动—恢复。

以腰部 3 个标记点作为参考点进行分析。

（2）位移运动曲线（图 12 – 15）：矫正腰椎右侧时腰椎位移曲线示：第一条黄色线为术者手刚放在患者身上时腰部的位移变化，不作分析，第二条黄色线为医者为术者手法过程中患者腰部的位移变化。蓝色线位置为手法扳动过程中的发力位置。

73

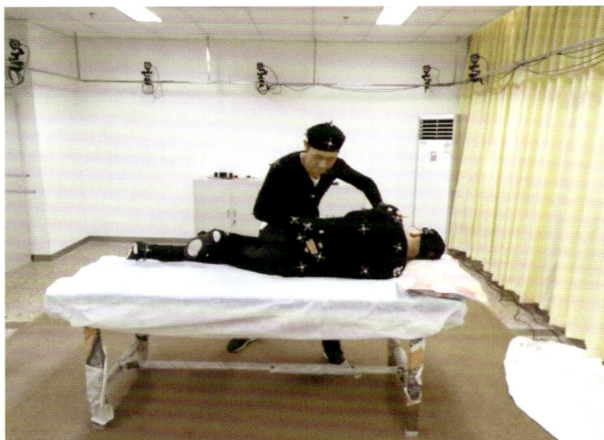

图 12 - 13　手法操作

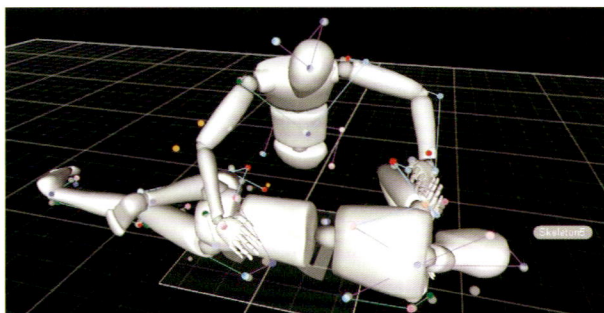

图 12 - 14　动作捕捉

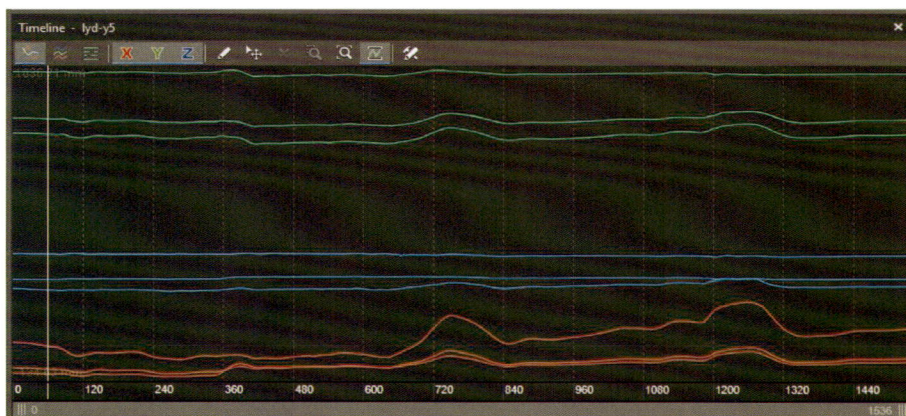

图 12 - 15　腰椎位移曲线

扳动时间：0.670833s。扳动位移：73.14832mm。

（3）角度运动曲线（图 12 - 16）：矫正腰椎右侧时腰角度曲线所示：第一条黄色线为术者手刚放在患者身上时腰部的角度变化，不作分析，第二条黄色线为医者为术者手法过程中患者腰部的角度变化。蓝色线位置为手法扳动过程中的发力位置。

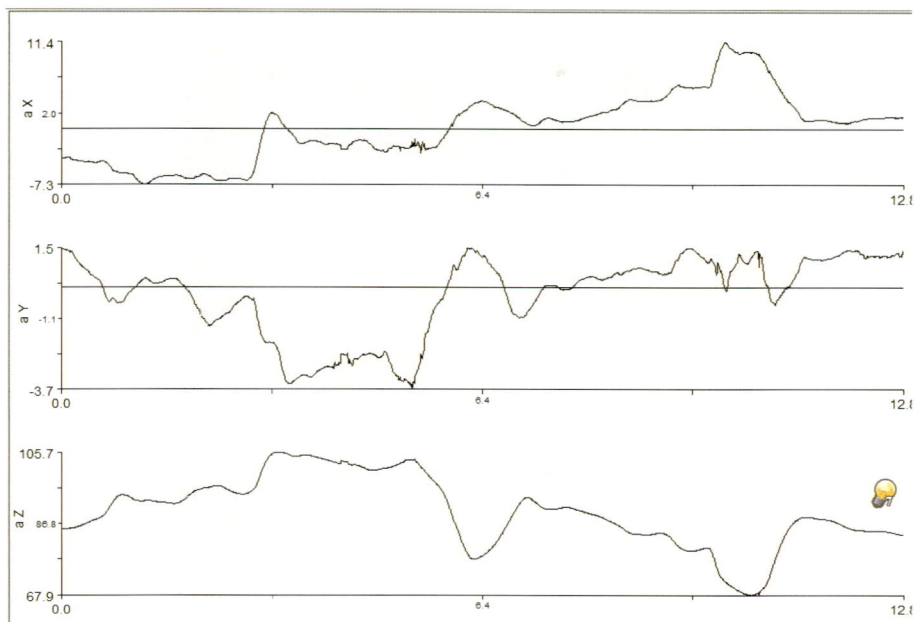

图 12 - 16　腰椎角度运动曲线

以初始位置的稳定角度作为中立位角度，进行各个动作的角度计算如下：

预扭动 14.38°，扳动角度 13.98°。

运动捕捉技术（motion capture）是一项在国际上广泛应用的高新技术，许多电影动画和游戏的 3D 人物细腻流畅的运行都是依靠动态捕捉技术来实现的。该项技术在医学，尤其是运动创伤方面已得到重视及发展。其最大优点在于实现了动态下精确地进行三维空间的运动测量。该实验仅采用了 14 台数字动作捕捉摄像仪进行研究，更确保了实验的精确性。国内尚无采用该项技术对手法的运动力学参数及运动力学特征进行动态测量的文献报道。

本实验分别对颈椎、胸椎及腰椎进行了整脊操作，获取了手法操作过程中重要的运动力学数据，实验数据显示，整脊手法在对脊柱运动中的角度运动及位移运动的发力方向是三维空间，扳动时具有"速度快，幅度小"的特点，与既往力学量化研究基本相符，保证了手法操作的安全性。

运动捕捉系统不仅可以进行动态的运动分析，还可以将捕捉的运动轨迹根据人体物理或生理约束合成运动画面。本实验借助该方法成功获取了动画视频，为该手法的教育、培训及推广提供了有益的视觉材料。运用动态运动捕捉系统进行手法操作的运动轨迹的研究应注意以下问题：①Marker 点的固定位置要根据手法的特点进行适当的调整，避免身体遮掩；②对于手法的运动力学分析可根据具体实验要求采取不同的贴点方式。例如，本实验采用了术者与受试者均全身贴点的实验方式，目的就是既要分析手法运动参数，又要捕捉全面的手法操作轨迹，从而制作为动画视频；若仅为了分析手法运动参数，则贴点可以局限于术者利手及患者受力部位周围即可。

本实验尝试了采用运动捕捉系统进行手法操作轨迹的动态捕捉，并初步获得了手法的运动力学参数，然而，本实验尚处于起步阶段，对于整脊手法操作的运动力学特征是否具有规律性以及不同术者对不同患者进行整脊手法操作是否具有共性等问题，仍有待进一步研究及大样本的实验分析。

第十三章　DSA 下颈椎整脊手法操作在体研究

1 位自愿参与本项目研究且无颈椎手法禁忌证的男性受试者及 1 位熟练操作颈椎侧屈旋扳法的临床医生。实验前，受试者签署知情同意书。

术前准备：术者佩戴铅帽、面具、围领、铅衣及铅裙，受试者佩戴铅帽、铅衣及铅裙，受试者颈部位于 DSA 管球及接收板正中，DSA 踏板位于术者脚掌下（图 13 -1）。

手法操作（以左侧为例）：受试者平躺于 DSA 床上，术者半蹲或坐于患者头定部稍偏左后侧，左手五指自然伸开，左手食指末节紧贴中指远节指间关节，中指指腹放于患椎棘突处，食指桡侧放于需要复位的小关节突后方，其余手指自然放于左侧颈后部，左拇指及手掌托其枕后部，右手放于患者右侧颞颌部，术者顺势牵引颈椎，使颈椎小关节活动，向患侧侧屈颈椎，再使颈部向右侧旋转推挤，旋转角度以术者食指末节桡侧感到小关节活动为宜，当食指感到阻力感时，向患者头部右前方发一小幅度闪动力，此时往往可闻及弹响声。在操作过程中，术者左脚始终踏于 DSA 踏板上，连续发射射线，可瞬间完成操作及瞬间记录动态影像（图 13 -2）。

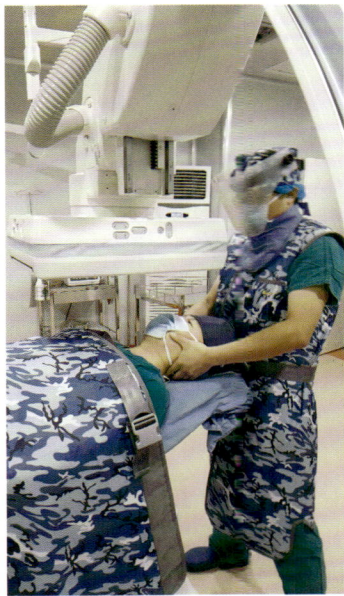

图 13 - 1　术者、受试者、DSA 位置

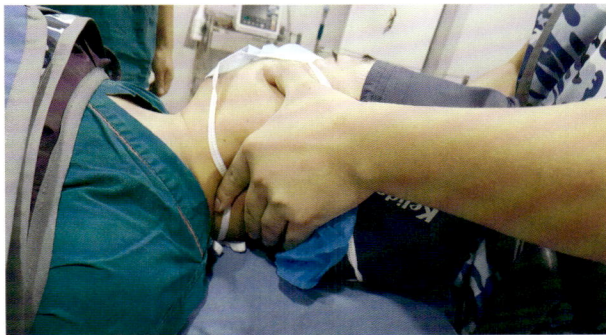

图 13 - 2　颈部侧屈旋扳推挤

本手法在 DSA 下操作，可以清晰地看到术者操作手及稳定手的抵触位置，更加认证了术者操作手及稳定手放置体表解剖位置的准确性，为手法操作的有效性提供保障。

颈椎在牵引力作用下（图13-3），活动幅度可控，左手触诊定位明确，食指末节紧贴中指远节指间关节，中指指腹放于患椎棘突处，食指桡侧放于需要复位的小关节突后方，在牵引力作用下，可见椎间隙高度变化，小关节间隙变化明显，在牵引侧屈下，可见小关节在侧屈位置，达到锁定感（图13-4），向对侧旋扳推挤（图13-5、图13-6），我们可以清楚地看到颈椎小关节的变化及椎体在三维空间中的运动方向，进一步深刻认识到每一步手法的操作所产生的运动学效应都是三维运动，而不是一维的运动。

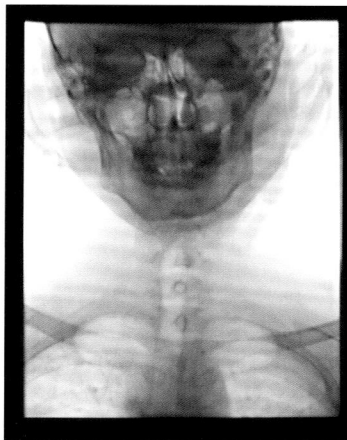

图 13-3　牵引

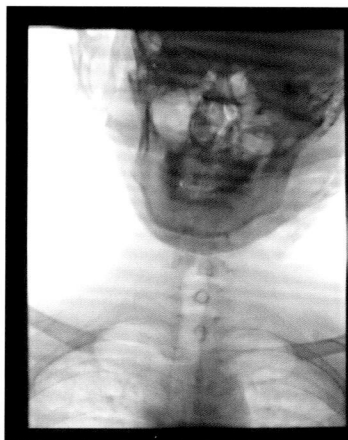

图 13-4　侧屈

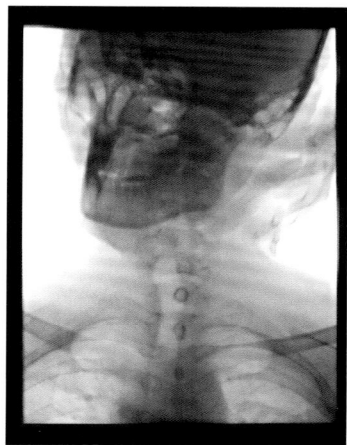

图 13-5　旋扳

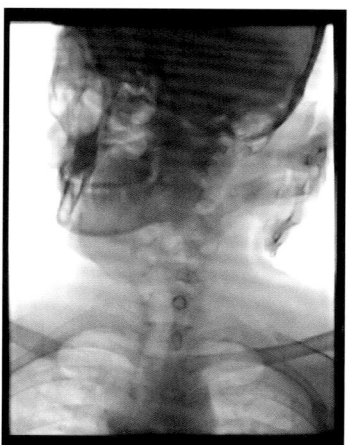

图 13-6　推挤

第十四章　颈椎整脊手法治疗前后 3D 建模研究

患者以主诉右上肢疼痛半个月入院，入院后经查体及完善检查结合自带颈椎正侧位 X 线、颈椎 MRI，诊断为神经根型颈椎病（C4/5、C5/6），在治疗前予以颈椎 CT 薄扫及三维立体重建，层厚为 2.5mm，通过计算机进行数字建模，最终行 3D 打印实物模型，经过 12 天美式整脊手法的治疗，予以再次行颈椎 CT 薄扫及三维立体重建，层厚同样为 2.5mm，通过计算机进行数字建模，最终行 3D 打印实物模型，观察颈椎序列及责任节段椎间孔径的变化（图 14 - 1 ~ 图 14 - 22）。

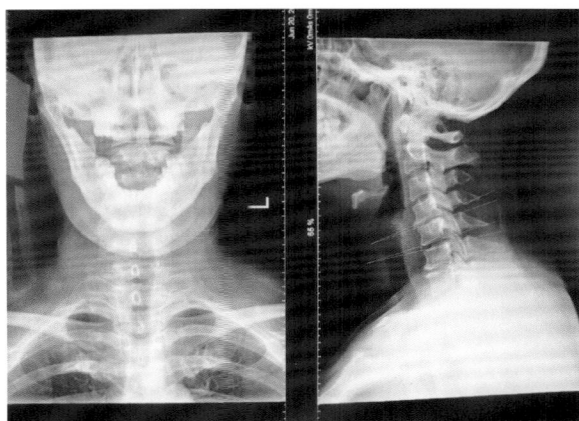

图 14 - 1　颈椎正侧位测量

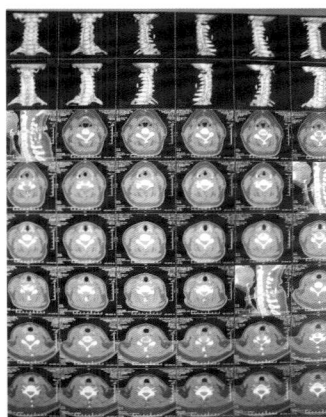

图 14 - 2　颈椎 CT 薄扫

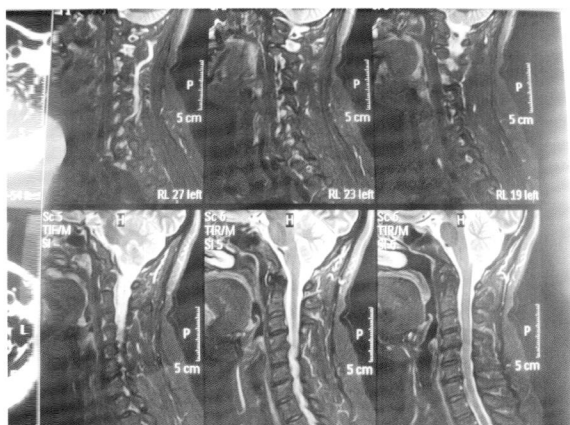

图 14 - 3　颈椎 MRI 矢状位

手法操作：患者平躺于整脊床上，术者位于患者头顶侧，术者双手固定颈椎，手掌扶住受试者脸颊，两手配合先使颈部向一侧轻度侧屈，双手带动患者头部向另一侧旋转至最大角度，预载荷施力，使旋转角度达到生理角度极点，当食指感到阻力感时，双手合力瞬间带动颈椎旋转，使颈部轻度旋转至亚生理活动区，此时往往可闻及弹响声。

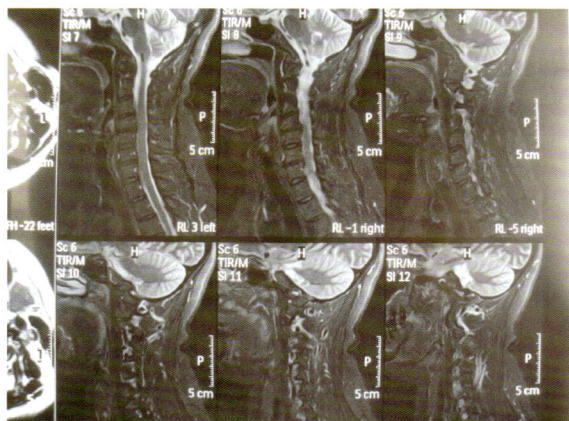

图 14 - 4　颈椎 MRI 矢状位

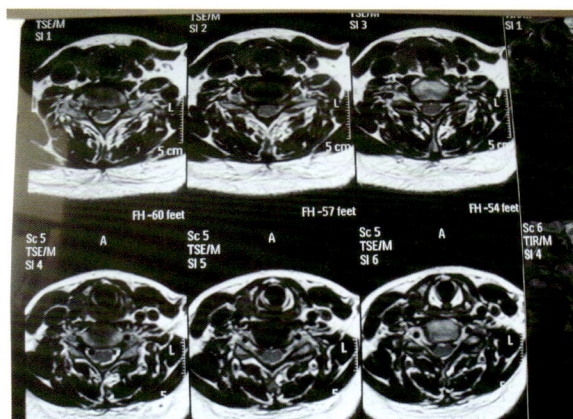

图 14 - 5　颈椎 MRI 轴位

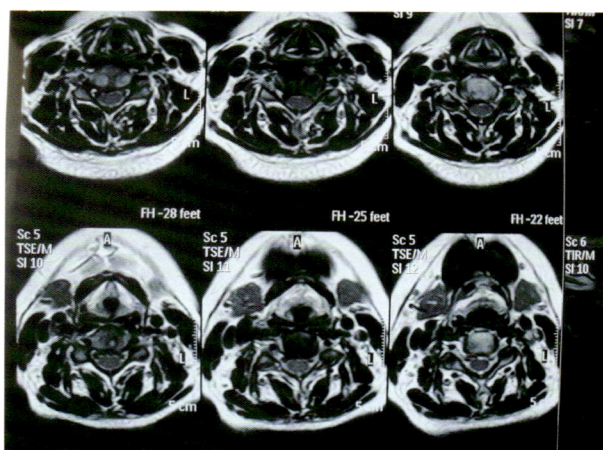

图 14 - 6　颈椎 MRI 轴位

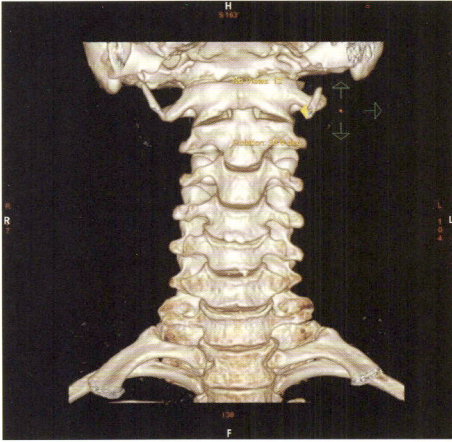

图 14 - 7　治疗前三维重建前后位

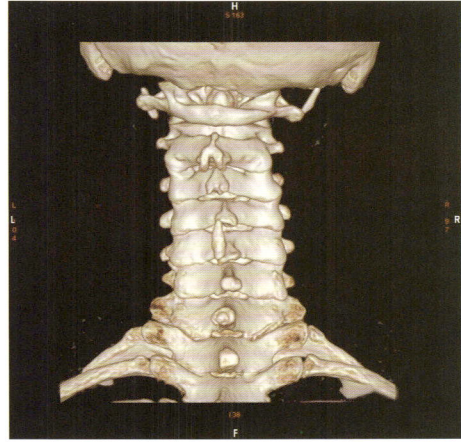

图 14 - 8　治疗前三维重建后前位

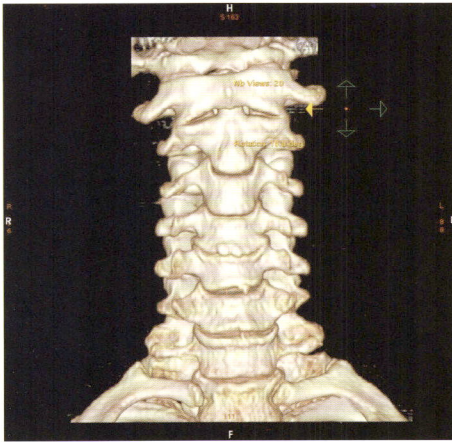

图 14 - 9　治疗后三维重建前后位

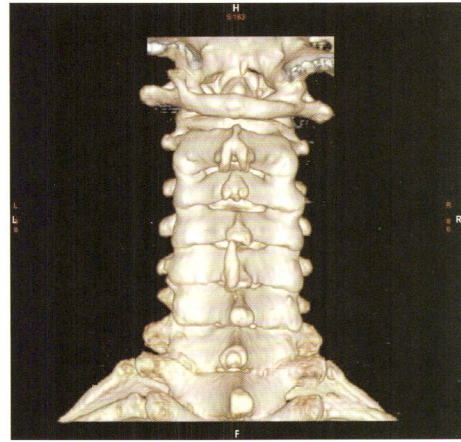

图 14 - 10　治疗后三维重建后前位

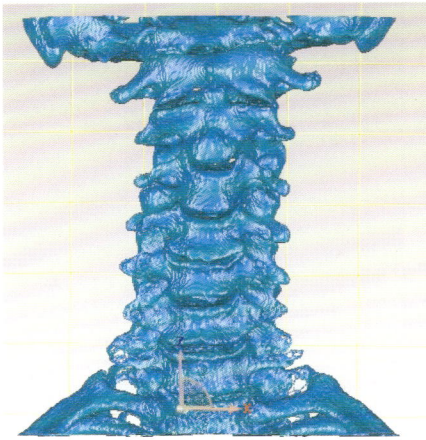

图 14 - 11　治疗前数字模型前面观

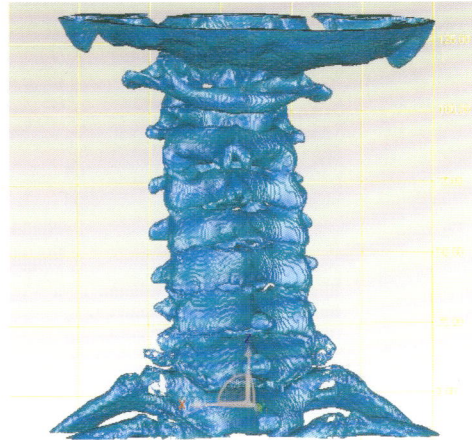

图 14 - 12　治疗前数字模型后面观

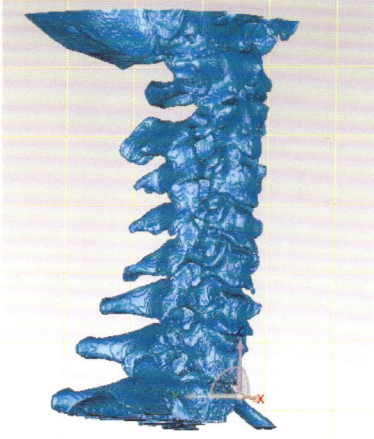

图 14 – 13　治疗前数字模型右斜位观

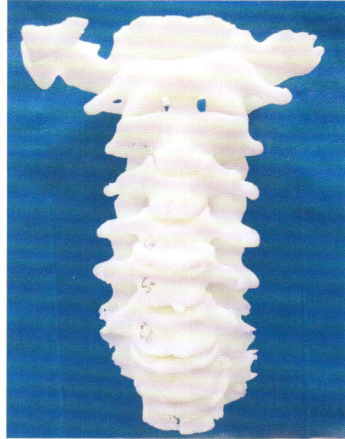

图 14 – 14　治疗前 3D 打印前面观

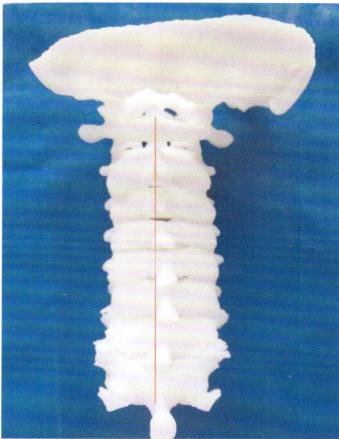

图 14 – 15　治疗前 3D 打印后面观

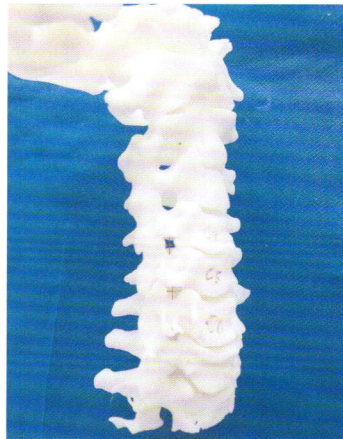

图 14 – 16　治疗前 3D 打印右斜位观

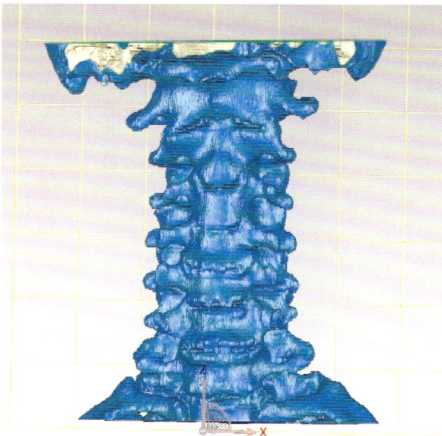

图 14 – 17　治疗后数字模型前面观

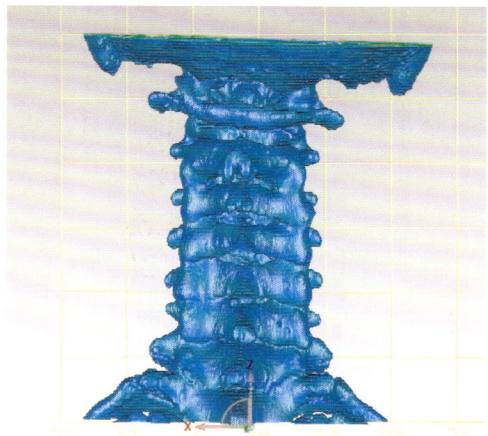

图 14 – 18　治疗后数字模型后面观

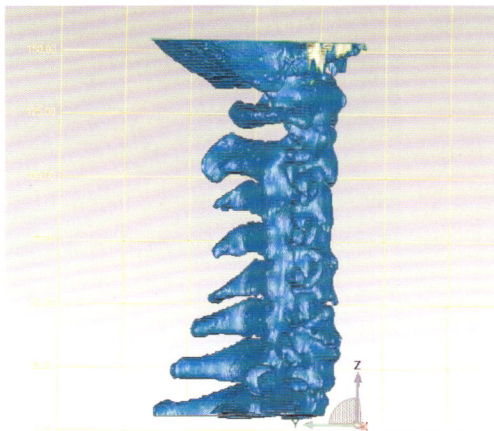

图 14 - 19　治疗后数字模型右斜位观

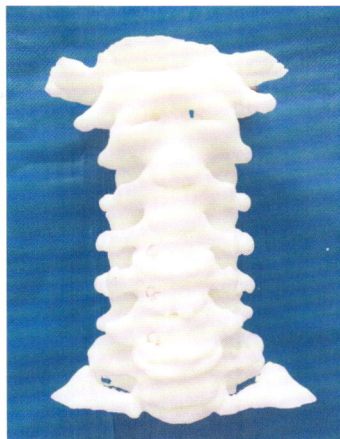

图 14 - 20　治疗后 3D 打印前面观

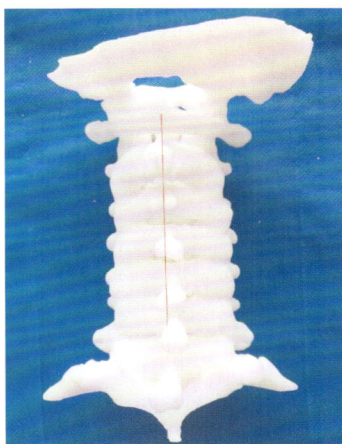

图 14 - 21　治疗后 3D 打印后面观

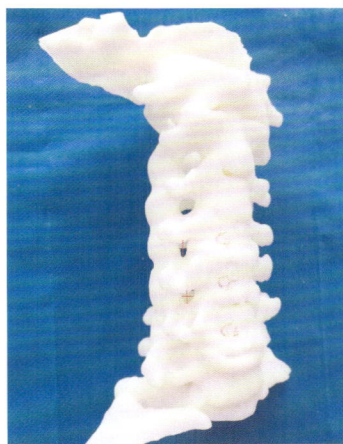

图 14 - 22　治疗后 3D 打印右斜位观

3D 打印技术作为一个新兴的技术领域，是骨科治疗技术的一次革新，其主要原理是预先构建计算机数字化模型文件，运用可粘合材料通过 3D 打印机逐层打印三维实物模型。3D 打印技术可以将虚拟的计算机辅助设计模型准确快速地转化为三维实物原型，由于 3D 打印实物模型具有很强的三维立体直观性，所以目前已经广泛应用在医学的不同领域。目前 3D 打印技术主要是在复杂的骨肿瘤切除、骨盆骨折、髋部发育异常及骨折、脊柱畸形及损伤、头颅整形、口腔下颌骨修复、肢体畸形、骨缺损和假体制作等领域中有着广泛的应用，而运用于手法操作前及操作后疗效评估的模型打印报道较少，所以进行了本次实验研究，并通过模型可以看到术后颈椎的排列序列、颈椎曲度及椎间孔容积均较术前改善。

此次实验通过提取 CT 扫描数据重建计算机三维模型，并通过 3D 打印技术制作出的实物模型，使医生更加直观、准确地发现 X 线、CT 等传统影像学资料隐藏的解剖信息，并且直接在打印的实物模型上进行诊断、制订出个体化的治疗方案，从而提高疾病的诊断率，增加手法操作的准确性及安全性。

脊柱解剖结构复杂，又有脊髓、神经等重要组织结构毗邻，面对脊柱畸形等复杂脊柱疾病时，由于传统影像学检查无法提供精准的三维解剖关系，通过传统的影像学资料医师可能会得出片面的结论，这将直接影响疾病的准确诊断，且容易造成漏诊、误诊、疾病诊断的不全或不清，从而影响疾病的疗效及预后。而 3D 打印技术可重建脊柱三维解剖结构，显著提高疾病的诊疗质量。3D 打印实体模型可以提供更加详细、直观、立体、现实的解剖学信息，医师可以更加直观地观察分析脊柱解剖结构，从而极大地提高了临床医师对复杂脊柱疾病空间解剖结构的理解，进而做出更加精确的疾病诊断及疗效的评估。

3D 打印技术可以重现脊柱外科相关疾病的重要解剖学特点，从而为临床教学及医患沟通提供直观、立体、典型的 3D 打印实物模型。帮助学生更好地理解脊柱外科相关疾病的解剖结构及发病机制，运用 3D 打印技术打印的实体模型则能够体外再现脊柱的三维形态及特定的断层结构，为临床教学提供更为直观的三维图像信息，从而提高学生对脊柱解剖结构的理解及记忆。

本次实验通过实物建模，利用 Image J 测量软件对治疗前及治疗后模型进行测量，分别对颈椎的序列、颈 4/5 及颈 5/6 椎体楔形开口的改变及右侧椎间孔的横径、上下径进行了测量，可以看出无论是颈椎的整体序列还是楔形开口的改变，治疗后较治疗前有所改善，同时我们测得治疗前右侧椎间孔颈 4/5 横径约为 6.2mm，上下径约为 14.2mm；颈 5/6 横径约为 6.8mm，上下径约为 13.8mm。治疗后右侧椎间孔颈 4/5 横径约为 6.5mm，上下径约为 14.8mm；颈 5/6 横径约为 6.9mm，上下径约为 14.2mm（图7-15、图 7-16、图 7-21、图 7-22）。从数据中我们推测手法可能改变颈椎椎间孔的横径及上下径的位移关系，可能达到关节松动的效应学机制，为以后手法治疗神经根型颈椎病是否能改变椎间孔容积提供科研思路。但本次实验也存在不足，一是基于颈椎 CT 数据的提取，对于实物模型的打印，尚缺乏精确性；二是在建模的材料上应进一步改善，以缩小测量学的误差。我们展望：围绕着脊神经根所在的骨性结构椎间管将成为聚焦的重点，3D 建模能够提供"二口四壁"的实物还原，其椎间管骨性结构的微细变化测量研究可能在其"容积率"变化规律中进一步反映整脊手法效应。

第三篇

临床篇

第十五章　实用整脊手法技术操作

第一节　整脊手法技术适应证及禁忌证

整脊手法技术的禁忌证和适应证如下。

（1）严重的心脑肺疾病和极度衰弱者。

（2）出血倾向和血液病患者。

（3）局部严重的皮肤破损和皮肤病患者。

（4）骨与关节结核、骨髓炎、骨肿瘤、严重骨质疏松及骨折患者。

（5）诊断不明确的急性脊柱损伤伴有脊髓症状者。

（6）妇女妊娠期、经期、产后未恢复者禁止在腰、臀、腹部行手法治疗。

（7）精神病患者及不能与医生合作的患者。

（8）不能排除骨折的急性软组织损伤早期，局部肿胀严重。

第二节　实用美式整脊编码技术

表 15 - 1　美式整脊冈斯德编码字母缩写

A	向前	In	向内
P	向后	Ex	向外
R	向右	Sp	棘突
L	向左	La	椎弓板
S	向上	T	横突
I	向下	M	乳突

一、枕骨半脱位编码及矫正手法

1. AS（此为枕骨偏位方向，以下省略)

编码说明：向前上偏位。

诊断要点：侧位片，枕骨大孔线与寰椎平面线向后聚合。

接触点：眉间。

患者体位：坐位。

医师体位：站在患者背后。

矫正方法：两手五指交叉重叠放于眶上缘前额部，弯曲头部向胸前，颅骨后面紧贴医师胸部，拉力向后、下。

2. PS

编码说明：向后上偏位。

诊断要点：侧位片，枕骨大孔线与寰椎平面线向前聚合。

接触点：颞骨。

患者体位：坐位。

医师体位：站在患者背后。

矫正方法：两拇指分别放两耳前，两手二、三、四、五指放左、右耳后，紧贴后外头部（颞骨），使患者尽量抬头，推力向前、下。

3. AS－RS

编码说明：向前上偏位；向右上侧偏位。

诊断要点：侧位片，枕骨大孔线与寰椎平面线向后聚合；正位片，枕骨髁线与寰椎线在右侧分散。

接触点：眉间。

患者体位：坐位。

医师体位：站在患者背后。

矫正方法：两手五指交叉重叠放于眶上缘前额部，拉力向后、右、下。

4. AS－LS

编码说明：向前上偏位；向左上侧偏位。

诊断要点：侧位片，枕骨大孔线与寰椎平面线向后聚合；正位片，枕骨大孔线与寰椎线在左侧分散。

接触点：眉间。

患者体位：坐位。

医师体位：站在患者背后。

矫正方法：两手五指交叉重叠放于眶上缘前额部，拉力向后、左、下。

5. PS－RS

编码说明：向后上偏位；向右上侧偏位。

诊断要点：侧位片，枕骨大孔线与寰椎平面线向前聚合；正位片，枕骨髁线与寰椎线在右侧分散。

接触点：左颞骨。

患者体位：坐位。

医师体位：站在患者背后。

矫正方法：左接触手拇指及二、三、四、五指放左耳后上，紧贴左颞骨，推力向前、向内、右下，右稳定手放在右耳上。

6. PS – LS

编码说明：向后上偏位；向左上侧偏位。

诊断要点：侧位片，枕骨大孔线与寰椎平面线向前聚合；正位片，枕骨髁线与寰椎线在左侧分散。

接触点：右颞骨。

患者体位：坐位。

医师体位：站在患者背后。

矫正方法：右接触手拇指及二、三、四、五指放右耳后上，紧贴右颞骨，推力向前、向内及左下，左稳定手放在左耳上。

7. AS – RS – RA

编码说明：向前上偏位；向右上侧偏位；右枕骨髁向前旋转。

诊断要点：侧位片，枕骨大孔线与寰椎平面线，向后聚合；正位片，枕骨髁线与寰椎线在右侧分散，右枕骨髁侧块变窄。

接触点：眉间。

患者体位：坐位。

医师体位：站在患者背后。

矫正方法：双手五指交叉重叠放眶上缘前额部，拉力向后（医师前侧），向右下转头。

8. AS – RS – RP

编码说明：向前上偏位；向右上侧偏位；右枕骨髁向后旋转。

诊断要点：侧位片，枕骨大孔线与寰椎平面线，向后聚合；正位片，枕骨髁线与寰椎线在右侧分散，右枕骨髁侧块变宽。

接触点：眉间。

患者体位：坐位。

医师体位：站在患者背后。

矫正方法：双手五指交叉重叠放眶上缘前额部，拉力向后（医师前侧），向左下转头。

9. PS – RS – RA

编码说明：向后上偏位；向右上侧偏；右枕骨髁向前旋转。

诊断要点：侧位片，枕骨大孔线与寰椎平面线向前聚合；正位片，枕骨髁线与寰椎线在右侧分散，右枕骨髁侧块变窄。

接触点：左颞骨。

患者体位：坐位。

医师体位：站在患者背后。

矫正方法：左接触手拇指放左耳前上，左手二、三、四、五指放在耳后，紧贴左颞骨，推力向前，向右下转头。右稳定手放在右耳上。

10. PS – RS – RP

编码说明：向后上偏位；向右上侧偏位；右枕骨髁向后旋转。

诊断要点：侧位片，枕骨大孔线与寰椎平面线向前聚合；正位片，枕骨髁线与寰椎线在右侧分散，右枕骨髁侧块变宽。

接触点：右颞骨。

患者体位：坐位。

医师体位：站在患者背后。

矫正方法：右接触手拇指放右耳前上，右手二、三、四、五指放在耳后，紧贴右颞骨，推力向前，向左下转头。左稳定手放在左耳上。

11. AS – LS – LA

编码说明：向前上偏位；向左上侧偏位；左枕骨髁向前旋转。

诊断要点：侧位片，枕骨大孔线与寰椎平面线向后聚合；正位片，枕骨髁线与寰椎线在左侧分散，左枕骨髁侧块变窄。

接触点：眉间。

患者体位：坐位。

医师体位：站在患者背后。

矫正方法：：双手五指交叉重叠放眶上缘前额部，拉力向后（医师前侧），向左下转头。

12. AS – LS – LP

编码说明：向前上偏位；左上侧偏；左枕骨髁向后旋转。

诊断要点：侧位片，枕骨大孔线与寰椎平面线向后聚合；正位片，枕骨髁线与寰椎线在左侧分散，左枕骨髁侧块变宽。

接触点：眉间。

患者体位：坐位。

医师体位：站在患者背后。

矫正方法：双手五指交叉重叠放眶上缘前额部，拉力向后（医师前侧），向右下转头。

13. PS – LS – LA

编码说明：向后上偏位；向左上侧偏位；左枕骨髁向前旋转。

诊断要点：侧位片，枕骨大孔线与寰椎平面线向前聚合；正位片，枕骨髁线与寰椎线在左侧分散，左枕骨髁侧块变窄。

接触点：右颞骨。

患者体位：坐位。

医师体位：站在患者背后。

矫正方法：右接触手拇指放在右耳前上，右手二、三、四、五指放在右耳后，紧贴右颞骨，推力向前，向左下转头，左稳定手放在左耳上。

14. PS – LS – LP

编码说明：向后上偏位；向左上侧偏；左枕骨髁向后旋转。

诊断要点：侧位片，枕骨大孔线与寰椎平面线向前聚合；正位片，枕骨髁线与寰椎线在左侧分散，左枕骨髁侧块变宽。

接触点：左颞骨。

患者体位：坐位。

医师体位：站在患者背后。

矫正方法：左接触手拇指放在左耳前上，左手二、三、四、五指放在左耳后，紧贴左颞骨，推力向前、向右下转头。右稳定手放在右耳上。

二、寰椎半脱位编码及矫正手法

1. A – R（此为寰椎偏位方向，以下省略）

（1）编码说明：向前偏位且平行（无楔形）；侧向右偏位。

诊断要点：侧位片，环椎向前，齿状突相应的向后偏位；正位片，寰、枢椎线在右侧分散。

接触点：右侧横突（T）。

患者体位：坐位，固定左肩，将其头部扶正向左弯便于寻找，找准接触点后，头向右弯。

医师体位：站在患者背后、略右。

矫正方法：右接触手与前臂平行，右掌心朝上，右拇指远节放在横突的前外缘，右拇指近节、食指近节随拇指之后，放在右横突上，推力向内、向左，左稳定手的大鱼际放在左侧乳突及横突。

（2）编码说明：向前偏位且平行（无楔形）；侧向右偏位。

诊断要点：侧位片，寰椎向前，齿状突相应的向后偏位；正位片，寰、枢椎线在右侧分散。

接触点：右侧横突（T）。

患者体位：俯卧位。

医师体位：站在患者右侧。

矫正方法：右接触手的豌豆骨放在右侧横突的外侧缘（先用拇指找出右横突外侧缘，然后撤出），左稳定手握在右接触手手腕上，推力向前、向左。

2. ASR

（1）编码说明：向前偏位；向上偏位；侧向右偏位。

诊断要点：侧位片，寰椎向前偏位，齿状突相应的向后偏位；侧位片，寰椎向上偏位；正位片，环、枢椎线在右侧分散。

接触点：右侧横突（T）。

患者体位：坐位，固定左肩，将其头部扶正向左弯便于寻找，找准接触点后，头向右弯。

医师体位：站在患者背后、略右。

矫正方法：右接触手与前臂平行，右掌心朝上，右拇指远节放在横突的前外缘，右拇指近节、食指近节随拇指之后放在右横突上，推力向内、左，同时加顺时针扭力。左稳定手的大鱼际放在左侧乳突及横突。

（2）编码说明：向前偏位；向上偏位；侧向右偏位。

诊断要点：侧位片，寰椎向前偏位，齿状突相应的向后偏位；侧位片，寰椎向上偏位；正位片，环、枢椎线在右侧分散。

接触点：右侧横突（T）。

患者体位：俯卧位。

医师体位：站在患者右侧。

矫正方法：右接触手的豌豆骨放在右侧横突的外侧缘（先用拇指找出右横突外侧缘，然后撤出），左稳定手握在右接触手手腕上，推力向前、向左。同时加顺时针扭力。

3. AIR

（1）编码说明：向前偏位；向下偏位；侧向右偏位。

诊断要点：侧位片寰椎向前偏位，齿状突相应的向后偏位；侧位片，寰椎向下偏位；正位片，环、枢椎线在右侧分散。

接触点：右侧横突（T）。

患者体位：坐位，固定左肩，将其头部扶正向左弯便于寻找，找准接触点后，头向右弯。

医师体位：站在患者背后，略右。

矫正方法：右接触手与前臂平行，右掌心朝上，右拇指远节放在右侧横突的前外缘，右拇指近节、食指近节随拇指之后放在右横突上，推力向内、向左，同时加顺时针扭力。右稳定手的大鱼际放在左侧乳突及横突。

（2）编码说明：向前偏位；向下偏位；侧向右偏位。

诊断要点：侧位片，寰椎向前偏位，齿状突相应的向后偏位；侧位片，寰椎向下偏位；正位片，寰、枢椎线在右侧分散。

接触点：右侧横突（T）。

患者体位：俯卧位。

医师体位：站在患者右侧。

矫正方法：右接触手的豌豆骨放在右侧横突的外侧缘（先用拇指找出右横突的外

侧缘，然后撤出），推力向前的同时加顺时针扭力。左稳定手握在右接触手手腕上。

4. A－RA

（1）编码说明：向前偏位且平行（无楔形）；侧向右偏位；右侧向前旋转。

诊断要点：侧位片，寰椎向前，齿状突相应的向后偏位。正位片，寰、枢椎线在右侧分散。①正位片：右侧侧块增宽，代表寰椎向前旋转；②正位片：右侧侧块内缘黑影变大；③正位片：枕骨髁线与寰椎平面线在右侧聚合。

接触点：右侧横突（T）。

患者体位：坐位，固定左肩，将其头部扶正向左弯便于寻找，找准接触点后，头向右弯。

医师体位：站在患者背后，略右。

矫正方法：右接触手与前臂平行，右掌心朝上，右拇指远节放在右侧横突的前外缘，右拇指近节、食指近节随拇指之后，放在右侧横突上，推力向内、向左，右稳定手的大鱼际放在左侧乳突及横突。

（2）编码说明：向前偏位且平行（无楔形）；侧向右偏；右侧向前旋转。

诊断要点：侧位片，寰椎向前，齿状突相应的向后偏位。正位片，寰、枢椎线在右侧分散。①正位片：右侧侧块增宽，代表寰椎向前旋转。②正位片：右侧侧块内缘黑影变大。③正位片：枕骨髁线与寰椎平面线在右侧聚合。

接触点：右侧横突（T）。

患者体位：俯卧位。

医师体位：站在患者右侧。

矫正方法：右接触手的豌豆骨放在右侧横突的外侧缘（先用拇指找出右横突的外侧缘，然后撤出），推力向前、向左。左稳定手握在右接触手手腕上。

5. ASRA

（1）编码说明：向前偏位；向上偏位；侧向右偏位；右侧向前旋转。

诊断要点：侧位片，寰椎向前偏位，齿状突相应的向后偏位；侧位片，寰椎向上偏位。R——正位片，寰、枢椎线在右侧分散。A1——正位片，右侧侧块增宽，代表环椎向前旋转。A2——正位片，右侧侧块内缘黑影变大。A3——正位片，枕骨髁线与环椎线在右侧聚合。

接触点：右侧横突（T）。

患者体位：坐位，固定左肩，将其头部扶正向左弯便于寻找，找准接触点后，头向右弯。

医师体位：站在患者背后，略右。

矫正方法：右接触手与前臂平行，右掌心朝上，右拇指远节放在右侧横突的外侧缘，右拇指近节、食指近节随拇指之后放在右侧横突上，推力向前、向内、向左，转动头部向右后、向下。左稳定手的大鱼际放在左侧乳突及横突上。

（2）编码说明：向前偏位；向上偏位；侧向右偏位；右侧向前旋转。

诊断要点：侧位片，寰椎向前偏位，齿状突相应的向后偏位。侧位片，寰椎向上偏位。正位片，寰、枢椎线在右侧分散。①正位片：右侧侧块增宽，代表寰椎向前旋转；②正位片：右侧侧块内缘黑影变大；③正位片，枕骨髁线与寰椎线在右侧聚合。

接触点：右侧横突（T）。

患者体位：俯卧位。

医师体位：站在患者右侧。

矫正方法：右接触手的豌豆骨放在右侧横突的外侧缘上，（先用拇指找出右横突外侧缘，然后撤出），推力向前、向下、向左，同时加顺时针扭力。左稳定手握右接触手手腕。

6. AIRA

（1）编码说明：向前偏位；向下偏位；侧向右偏位；右侧向前旋转。

诊断要点：侧位片，寰椎向前下偏位。正位片，寰、枢椎线在右侧分散。①正位片：右侧侧块增宽，代表寰椎向前旋转；②正位片：右侧侧块内缘黑影变大；③正位片：枕骨髁线与环椎线在右侧聚合。

接触点：右侧横突（T）。

患者体位：坐位，固定左肩，将其头部扶正向左弯便于寻找，找准接触点后，头向右弯。

医师体位：站在患者背后，略右。

矫正方法：右接触手与前臂平行，右掌心朝上，右拇指远节放在右侧横突的外侧缘，右拇指近节、食指近节随拇指之后放在右侧横突上，推力向内、向左，转动头部向右后、向上。左稳定手的大鱼际放在左侧乳状突及横突上。

（2）编码说明：向前偏位；向下偏位；侧向右偏；右侧向前旋转。

诊断要点：侧位片，寰椎向前下偏位。正位片，寰、枢椎线在右侧分散。①正位片：右侧侧块增宽，代表寰椎向前旋转；②正位片：右侧侧块内缘黑影变大；③正位片：枕骨髁线与寰椎线在右侧聚合。

接触点：右侧横突（T）。

患者体位：俯卧位。

医师体位：站在患者右侧。

矫正方法：右接触手的豌豆骨放在右侧横突的外侧缘上，（先用拇指找出右横突外侧缘，然后撤出），推力向前、向上、向左，同时加逆时针扭力。左稳定手握右接触手手腕。

7. A－RP

（1）编码说明：向前偏位且平行（无楔形）；侧向右偏位；右侧向后旋转。

诊断要点：侧位片，寰椎向前偏位；正位片，寰、枢椎线在右侧分散。①正位片：

右侧侧块变窄，代表寰椎向后旋转；②正位片：右侧侧块内缘的黑影变小；③正位片：枕骨髁线与寰椎线在右侧分散。

接触点：右侧横突（T）。

患者体位：坐位，固定左肩，将其头部扶正向左弯便于寻找，找准接触点后，头向右弯。俯卧位，头偏右侧。

医师体位：站在患者背后，略右。

矫正方法：右接触手与前臂平行，右掌心朝上，右拇指远节放在右侧横突的外侧缘，右拇指近节随拇指之后放在右侧横突上，推力向内、向左，转动头部向左前。左稳定手的大鱼际放在左侧乳状突及横突。

（2）编码说明：向前偏位且平行（无楔形）；侧向右偏位；右侧向后旋转。

诊断要点：侧位片，寰椎向前偏位。正位片，寰、枢椎线在右侧分散。①正位片：右侧侧块变窄，代表寰椎向后旋转；②正位片：右侧侧块内缘的黑影变小；③正位片：枕骨髁线与寰椎线在右侧分散。

接触点：右侧横突（T）。

患者体位：俯卧位，头偏右侧。

医师体位：站在患者右侧。

矫正方法：右接触手的豌豆骨放在右侧横突的外侧缘上（先用拇指找出右横突外侧缘，然后撤出），推力向前、向内。左稳定手握右接触手手腕。

8. ASRP

（1）编码说明：向前上偏位；侧向右侧；右侧向后旋转。

诊断要点：正位片，寰椎向前上偏位；正位片，寰、枢椎线在右侧分散。①正位片：右侧侧块变窄，代表寰椎向后旋转；②正位片：右侧侧块内缘的黑影变小；③正位片：枕骨髁线与寰椎线在右侧分散。

接触点：右侧横突（T）。

患者体位：坐位，固定左肩，将其头部扶正向左弯便于寻找，找准接触点后，头向右弯。

医师体位：站在患者背后，略右。

矫正方法：右接触手与前臂平行，右掌心朝上，右拇指远节放在右侧横突的外侧缘，右拇指近节、食指近节随拇指之后放在右横突上，推力向内、向左，转动头部向左、下。左稳定手的大鱼际放在左侧乳突及横突。

（2）编码说明：向前上偏位；侧向右侧；右侧向后旋转。

诊断要点：正位片，寰椎向前上偏位；正位片，寰、枢椎线在右侧分散。①正位片：右侧侧块变窄，代表寰椎向后旋转；②正位片：右侧侧块内缘的黑影变小；③正位片：枕骨髁线与寰椎线在右侧分散。

接触点：右侧横突（T）。

患者体位：俯卧位，头偏右侧。

医师体位：站在患者右侧。

矫正方法：右接触手的豌豆骨放在右侧横突的外侧缘上（先用拇指找出右横突外侧缘，然后撤出），推力向前、向下，顺时针扭力。左稳定手握右接触手手腕。

9. AIRP

（1）编码说明：向前下偏位；侧向右偏位；右侧向后旋转。

诊断要点：侧位片，寰椎向前下偏位。正位片：寰、枢椎线在右侧分散。①正位片：右侧侧块变窄，代表寰椎向后旋转；②正位片：右侧侧块内缘的黑影变小；③正位片：枕骨髁线与寰椎线在右侧分散。

接触点：右侧横突（T）。

患者体位：坐位，固定左肩，将其头部扶正向左弯便于寻找，找准接触点后，头向右弯。

医师体位：站在患者背后，略右。

矫正方法：右接触手与前臂平行，右掌心朝上，右拇指远节放在右侧横突的外侧缘，右拇指近节、食指近节随拇指之后放在右侧横突上，推力向内、向左，转动头部向左上。左稳定手的大鱼际放在左侧乳突及横突。

（2）编码说明：向前下偏位；侧向右偏位；右侧向后旋转。

诊断要点：侧位片，寰椎向前下偏位。正位片，寰、枢椎线在右侧分散。①正位片：右侧侧块变窄，代表寰椎向后旋转；②正位片：右侧侧块内缘的黑影变小；③正位片：枕骨髁线与寰椎线在右侧分散。

接触点：右侧横突（T）。

患者体位：俯卧位，头偏右侧。

医师体位：站在患者右侧。

矫正方法：右接触手的豌豆骨放在右侧横突的外侧缘上（先用拇指找出右横突外侧缘，然后撤出），推力向前、向上，逆时针扭力。左稳定手握右接触手手腕。

10. A－L

（1）编码说明：向前偏位且平行（无楔形）；侧向左偏位。

诊断要点：侧位片，寰椎向前偏位；正位片，寰、枢椎线在左侧分散。

接触点：左侧横突（T）。

患者体位：坐位，固定右肩，将其头部扶正向右弯便于寻找，找准接触点后，头向左弯。

医师体位：站在患者背后，略左。

矫正方法：左接触手与前臂平行，左掌心朝上，左拇指远节放在左侧横突的外侧缘，左拇指近节、食指近节随拇指之后放在左侧横突上，推力向前、向内、向右，右稳定手的大鱼际放在右侧乳突及横突。

（2）编码说明：向前偏位且平行（无楔形）；侧向左偏位。

诊断要点：侧位片，寰椎向前偏位；正位片，寰、枢椎线在左侧分散。

接触点:：左侧横突（T）。

患者体位：俯卧位。

医师体位：站在患者左侧。

矫正方法：左接触手的豌豆骨放在左侧横突的外侧缘上（先用拇指找出左横突外侧缘，然后撤出），推力向前、向右。右稳定手放左接触手手腕上。

11. ASL

（1）编码说明：向前偏位；向上偏位；侧向左偏位。

诊断要点：侧位片，寰椎向前偏位；侧位片，寰椎向上偏位；正位片，寰、枢椎线在左侧分散。

接触点：左侧横突（T）。

患者体位：坐位，固定右肩，将其头部扶正向右弯便于寻找，找准接触点后，头向左弯。

医师体位：站在患者背后，略左。

矫正方法：左接触手与前臂平行，左掌心朝上，左拇指远节放在左侧横突的外侧缘，左拇指近节、食指近节随拇指之后放在左侧横突上，推力向前、向内、向右，逆时针扭力。右稳定手的大鱼际放在右侧乳突及横突。

（2）编码说明：向前偏位；向上偏位；侧向左偏位。

诊断要点：侧位片，寰椎向前偏位；侧位片，寰椎向上偏位；正位片，寰、枢椎线在左侧分散。

接触点：左侧横突（T）。

患者体位：坐位，固定右肩，将其头部扶正向右弯便于寻找，找准接触点后，头向左弯。

医师体位：站在患者左侧。

矫正方法：左接触手的豌豆骨放在左侧横突的外侧缘上（先用拇指找出左横突外侧缘，然后撤出），推力向前、向右，逆时针扭力。右稳定手放在左接触手手腕上。

12. AIL

（1）编码说明：向前偏位；向下偏位；侧向左偏位。

诊断要点：侧位片，寰椎向前偏位；侧位片，寰椎向下偏位；正位片，寰、枢椎线在左侧分散。

接触点：左侧横突（T）。

患者体位：坐位，固定右肩，将其头部扶正向右弯便于寻找，找准接触点后，头向左弯。

医师体位：站在患者背后，略左。

　　矫正方法：左接触手与前臂平行，左掌心朝上，左拇指远节放在左侧横突的外侧缘，左拇指近节、食指近节随拇指之后放在左侧横突上，推力向前、向内、向右、向下，顺时针扭力。右稳定手的大鱼际放在右侧乳突及横突。

　　（2）编码说明：向前偏位；向下偏位；侧向左偏位。

　　诊断要点：侧位片，寰椎向前偏位；侧位片，寰椎向下偏位；正位片，寰、枢椎线在左侧分散。

　　接触点：左侧横突（T）。

　　患者体位：俯卧位。

　　医师体位：站在患者左侧。

　　矫正方法：左接触手的豌豆骨放在左侧横突的外侧缘上（先用拇指找出左横突外侧缘，然后撤出），推力向前、向右、向下，顺时针扭力。右稳定手放在左接触手手腕上。

13. A－LA

　　（1）编码说明：向前偏位且平行（无楔形）；侧向左偏位；左侧向前旋转。

　　诊断要点：侧位片，寰椎向前偏位。正位片，寰、枢椎线在左侧分散。①正位片：左侧侧块增宽；②正位片：左侧侧块内缘黑影变大；③正位片：枕骨髁线与环椎在左侧聚合。

　　接触点：左侧横突（T）。

　　患者体位：坐位，固定右肩，将其头部扶正向右弯便于寻找，找准接触点后，头向左弯。

　　医师体位：站在患者背后，略左。

　　矫正方法：左接触手与前臂平行，左掌心朝上，左拇指远节放在左侧横突的外侧缘，左拇指近节、食指近节随拇指之后放在左侧横突上，推力向前、向内、向右，转动头部向右、后。右稳定手的大鱼际放在右侧乳突及横突。

　　（2）编码说明：向前偏位且平行（无楔形）；侧向左偏位；左侧向前旋转。

　　诊断要点：侧位片，环椎向前偏位。正位片，环、枢椎线在左侧分散。①正位片：左侧侧块增宽；②正位片：左侧侧块内缘黑影变大；③正位片，枕骨髁线与环椎在左侧聚合。

　　接触点：左侧横突（T）。

　　患者体位：俯卧位。

　　医师体位：站在患者左侧，略右。

　　矫正方法：左接触手的豌豆骨放在左侧横突的外侧缘上（先用拇指找出左横突外侧缘，然后撤出），推力向前、向右，右稳定手握在左接触手手腕上。

14. ASLA

　　（1）编码说明：向前上偏位；侧向左偏位；左侧向前旋转。

诊断要点：侧位片，寰椎向前上偏位。正位片，寰、枢椎线在左侧分散。①正位片，左侧侧块增宽；②正位片，左侧侧块内缘黑影变大；③正位片：枕骨髁线与寰椎在左侧聚合。

接触点：左侧横突（T）。

患者体位：坐位，固定右肩，将其头部扶正向右弯便于寻找，找准接触点后，头向左弯。

医师体位：站在患者背后，略左。

矫正方法：左接触手与前臂平行，左掌心朝上，左拇指远节放在左侧横突的外侧缘，左拇指近节、食指近节随拇指之后放在左侧横突上，推力向前、向内、右，转动头部向右、后、下。右稳定手的大鱼际放在右侧乳突及横突。

（2）编码说明：向前上偏位；侧向左偏位；左侧向前旋转。

诊断要点：侧位片，寰椎向前上偏位。正位片，寰、枢椎线在左侧分散。①正位片：左侧侧块增宽；②正位片：左侧侧块内缘黑影变大；③正位片：枕骨髁线与寰椎在左侧聚合。

接触点：左侧横突（T）。

患者体位：俯卧位。

医师体位：站在患者左侧，略右。

矫正方法：左接触手的豆状骨放在左侧横突的外侧缘上（先用拇指找出左横突外侧缘，然后撤出），推力向前、向右、向下，顺时针扭力。右稳定手握在左接触手手腕上。

15. AILA

（1）编码说明：向前下偏位；侧向左偏位；左侧向前旋转。

诊断要点：侧位片，寰椎向前下偏位。正位片，寰、枢椎线在左侧分散。①正位片：左侧侧块增宽；②正位片：左侧侧块内缘黑影变大；③正位片：枕骨髁线与寰椎在左侧聚合。

接触点：左侧横突（T）。

患者体位：坐位，固定右肩，将其头部扶正向右弯便于寻找，找准接触点后，头向左弯。

医师体位：站在患者背后，略左。

矫正方法：左接触手与前臂平行，左掌心朝上，左拇指远节放在左侧横突的外侧缘，左拇指近节、食指近节随拇指之后放在左侧横突上，推力向前、向内、向右，转动头部向右、后、上。右稳定手的大鱼际放在右侧乳突及横突。

（2）编码说明：向前下偏位；侧向左偏位；左侧向前旋转。

诊断要点：侧位片，寰椎向前下偏位。正位片，寰、枢椎线在左侧分散。①正位片：左侧侧块增宽；正位片：左侧侧块内缘黑影变大；③正位片：枕骨髁线与寰椎在左侧聚合。

接触点：左侧横突（T）。

患者体位：俯卧位。

医师体位：站在患者左侧，略右。

矫正方法：左接触手的豌豆骨放在左侧横突的外侧缘上，（先用拇指找出左横突外侧缘，然后撤出），推力向前、向右、向上，逆时针扭力。右稳定手握在左接触手手腕上。

16. A－LP

（1）编码说明：向前偏位且平行（无楔形）；侧向左偏位；左侧向后旋转。

诊断要点：侧位片，寰椎向前偏位。正位片，寰、枢椎线在左侧分散。①正位片：左侧侧块变窄，代表寰椎向后旋转；②正位片：左侧侧块内缘的黑影变小；③正位片：枕骨髁线与寰椎线在左侧分散。

接触点：左侧横突（T）。

患者体位：坐位，固定右肩，将其头部扶正向右弯便于寻找，找准接触点后，头向左弯。

医师体位：站在患者背后，略左。

矫正方法：左接触手与前臂平行，左掌心朝上，左拇指远节放在左侧横突的外侧缘，左拇指近、食指近节随拇指之后放在左侧横突上，推力向前、向内、向右，转动头部向前。右稳定手的大鱼际放在右侧乳突及横突。

（2）编码说明：向前偏位且平行（无楔形）；侧向左偏位；左侧向后旋转。

诊断要点：侧位片，寰椎向前偏位。正位片，寰、枢椎线在左侧分散。①正位片：左侧侧块变窄，代表寰椎向后旋转；②正位片：左侧侧块内缘的黑影变小；③正位片：枕骨髁线与寰椎线在左侧分散。

接触点：左侧横突（T）。

患者体位：俯卧位，头向左偏，左侧横突在上。

医师体位：站在患者左侧。

矫正方法：左接触手的豌豆骨放在左侧横突的外侧缘上（先用拇指找出左横突外侧缘，然后撤出），推力向前、向右，右稳定手握在左接触手手腕上。

17. ASLP

（1）编码说明：向前上偏位；侧向左偏位；左侧向后旋转。

诊断要点：侧位片，寰椎向前上偏位。正位片，寰、枢椎线在左侧分散。①正位片：左侧侧块变窄，代表寰椎向后旋转；②正位片：左侧侧块内缘的黑影变小；③正位片：枕骨髁线与寰椎线在左侧分散。

接触点：左侧横突（T）。

患者体位：坐位，固定右肩，将其头部扶正向右弯便于寻找，找准接触点后，头向左弯。

医师体位：站在患者背后，略左。

矫正方法：左接触手与前臂平行，左掌心朝上，左拇指远节放在左侧横突的外侧缘，左拇指近节、食指近节随拇指之后放在左侧横突上，推力向前、向内、向右，转动头部向前、下。右稳定手的大鱼际放在右侧乳突及横突。

（2）编码说明：向前上偏位；侧向左偏位；左侧向后旋转。

诊断要点：侧位片，寰椎向前上偏位。正位片，寰、枢椎线在左侧分散。①正位片：左侧侧块变窄，代表寰椎向后旋转；②正位片：左侧侧块内缘的黑影变小；③正位片：枕骨髁线与寰椎线在左侧分散。

接触点：左侧横突（T）。

患者体位：俯卧位。

医师体位：站在患者左侧。

矫正方法：左接触手的豌豆骨放在左侧横突的外侧缘上，（先用拇指找出左横突外侧缘，然后撤出），推力向前、向右，顺时针扭力。右稳定手握在左接触手手腕上。

18. AILP

（1）编码说明：向前下偏位；侧向左偏位；左侧向后旋转。

诊断要点：侧位片，寰椎向前下偏位。正位片，寰、枢椎线在左侧分散。①正位片：左侧侧块变窄，代表寰椎向后旋转；②正位片：左侧侧块内缘的黑影变小；③正位片：枕骨髁线与寰椎线在左侧分散。

接触点：左侧横突（T）。

患者体位：坐位，固定右肩，将其头部扶正向右弯便于寻找，找准接触点后，头向左弯。

医师体位：站在患者背后，略左。

矫正方法：左接触手与前臂平行，左掌心朝上，左拇指远节放在左侧横突的外侧缘，左拇指近节、食指近节随拇指之后放在左侧横突上，推力向前、向内、向右，转动头部向前、上。右稳定手的大鱼际放在右侧乳突及横突。

（2）编码说明：向前下偏位；侧向左偏位；左侧向后旋转。

诊断要点：侧位片，寰椎向前下偏位。正位片，寰、枢椎线在左侧分散。①正位片：左侧侧块变窄，代表寰椎向后旋转；②正位片：左侧侧块内缘的黑影变小；③正位片：枕骨髁线与环椎线在左侧分散。

接触点：左侧横突（T）。

患者体位：俯卧位，头向左偏，左横突在上。

医师体位：站在患者左侧。

矫正方法：左接触手的豌豆骨放在左侧横突的外侧缘上，（先用拇指找出左横突外侧缘，然后撤出），推力向前、向右，逆时针扭力。右稳定手握在左接触手手腕上。

三、颈 C2 ~ C7 半脱位编码及矫正手法

1. PRI – La（此为椎体偏位方向，以下省略）

（1）编码说明：向后偏位；向右旋转；向下偏位。

诊断要点：正位片，棘突向右侧旋转；侧位片，两椎体前后平面线在右侧聚合，楔形开口在左侧。

接触点：左侧椎弓板（La）。

患者体位：俯卧位。

医师体位：站在患者右侧，前倾横过脊椎。

矫正方法：右上方接触手的豌豆骨放在左侧的椎弓板上，推力向前、向内，逆时针扭力。左稳定手握在右上方接触手手腕上。

（2）编码说明：向后偏位；向右旋转；向下偏位。

诊断要点：正位片，棘突向右侧旋转；侧位片，两椎体前后平面线在右侧聚合，楔形开口在左侧。

接触点：左侧椎弓板（La）。

患者体位：俯卧位。

医师体位：站在患者左侧。

矫正方法：右下方接触手的豌豆骨放在左侧的椎弓板上，推力向前、向内，逆时针扭力，左上方稳定手握在右下方接触手手腕上。

（3）编码说明：向后偏位；向右旋转；向下偏位。

诊断要点：正位片，棘突向右侧旋转；侧位片，两椎体前后平面线在右侧聚合，楔形开口在左侧。

接触点：左侧横突（T）。

患者体位：坐位，固定右肩，头先偏向右侧便于寻找，找准接触点后头偏向左侧，抬高下颌。

医师体位：站在患者背后，略左。

矫正方法：左接触手拇指放左侧横突的外侧缘上，左手食指近节放左侧横突上，右稳定手放右侧下颌角，推力向前、向内、向右上。

2. PR – La

（1）编码说明：向后偏位；向右偏位。

诊断要点：正位片，棘突向右侧旋转，脊椎侧弯可能凸向左。

接触点：左侧椎弓板（La）。

患者体位：俯卧位。

医师体位：站在患者右侧，前倾横过脊椎。

矫正方法：右上方接触手的豌豆骨放在左侧的椎弓板上，左稳定手握在右上方接触手手腕上，推力向前、向内。

（2）编码说明：向后偏位；向右偏位。

诊断要点：正位片，棘突向右侧旋转，脊椎侧弯可能凸向左。

接触点：左侧椎弓板（La）。

患者体位：俯卧位。

医师体位：站在患者左侧。

矫正方法：右下方接触手的豌豆骨放在左侧的椎弓板上，左上方稳定手握在右下方接触手腕上，推力向前、向内。

（3）编码说明：向后偏位；向右偏位。

诊断要点：正位片，棘突向右侧旋转，脊椎侧弯可能凸向左。

接触点：左侧横突（T）。

患者体位：坐位，固定右肩，头先偏向右侧便于寻找，找准接触点后头偏向左侧，不抬高下颌。

医师体位：站在患者背后，略左。

矫正方法：左接触手拇指放左侧横突的外侧缘上，左手食指近节放左侧横突上，右稳定手放右侧下颌角，推力向前、向内、向右。

3. PRS – inf

（1）编码说明：向后偏位；向右旋转；向上偏位；整个椎体向下偏位。

诊断要点：正位片，棘突向右侧旋转；侧位片，两椎体平面线在右侧分散，楔形开口在右侧；侧位片，整个椎体向下偏位，脊椎侧弯可能凸向右。

接触点：棘突（SP）。

患者体位：俯卧位。

医师体位：站在患者右侧，略偏向远端。

矫正方法：右上方接触手的豌豆骨放在棘突上，左下方稳定手握在右上方接触手手腕上，推力向前、向内、向上，顺时针扭力。

（2）编码说明：向后偏位；向右旋转；向上偏位；整个椎体向下偏位。

诊断要点：正位片，棘突向右侧旋转；侧位片，两椎体平面线在右侧分散，楔形开口在右侧；侧位片，整个椎体向下偏位，脊椎侧弯可能凸向右。

接触点：棘突（SP）。

患者体位：俯卧位。

医师体位：站在患者左侧。

矫正方法：任一拇指放棘突上，另一拇指放在先指的指甲上，双手二、三、四、五指握住斜方肌的前缘，推力向前、向内、向上，顺时针扭力（此法更适合中段颈椎）。

4. PR – SP

（1）编码说明：向后偏位；向右旋转。

诊断要点：正位片，棘突向右侧旋转，脊椎侧弯可能凸向右。

接触点：棘突（SP）。

患者体位：俯卧位。

医师体位：站在患者右侧，略偏向远端。

矫正方法：右上方接触手的豌豆骨放在棘突上，左下方稳定手握在右上方接触手手腕上，推力向前、向内、向上，不加扭力。

（2）编码说明：向后偏位；向右旋转。

诊断要点：正位片，棘突向右侧旋转，脊椎侧弯可能凸向右。

接触点：棘突（SP）。

患者体位：俯卧位。

医师体位：站在患者左侧。

矫正方法：任一拇指放棘突上，另一拇指放在先指的指甲上，双手二、三、四、五指握住斜方肌的前缘，推力向前、向内、向上，不加扭力（此法更适合中段颈椎）。

5. PLI – La – inf

（1）编码说明：向左旋转；向下偏位；整个椎体向下偏位。

诊断要点：正位片，棘突向左旋转；侧位片，两椎体前后平面线在左侧聚合，楔形开口在右侧；侧位片，整个椎体向下偏位，脊椎侧弯可能凸向右。

接触点：右椎弓板（La）。

患者体位：俯卧位。

医师体位：站在患者右侧。

矫正方法：右上方接触手的豌豆骨放在右侧椎弓板上，左下方稳定手握在右上方接触手手腕上，推力向前、向内、顺时针扭力。

（2）编码说明：向左旋转；向下偏位；整个椎体向下偏位。

诊断要点：正位片，棘突向左旋转；侧位片，两椎体前后平面线在左侧聚合，楔形开口在右侧；侧位片，整个椎体向下偏位，脊椎侧弯可能凸向右。

接触点：右椎弓板（La）。

患者体位：俯卧位。

医师体位：站在患者右侧。

矫正方法：右接触手拇指放在右侧椎弓板上，左稳定手拇指放左侧椎弓板上以稳定颈椎，右接触手拇指推力向前、向内、顺时针扭力（可双手同时用力）。

（3）编码说明：向左旋转；向下偏位；整个椎体向下偏位。

诊断要点：正位片，棘突向左旋转；侧位片，两椎体前后平面线在左侧聚合，楔形开口在右侧；侧位片，整个椎体向下偏位，脊椎侧弯可能凸向右。

接触点：右横突（T）。

患者体位：坐位，固定左肩，头先偏向左侧便于寻找，找准接触点后头偏向右侧，抬高下颌。

医师体位：站在患者背后，略左。

矫正方法：右接触手拇指放在右侧横突的外侧缘上，右手食指近节放右侧横突上，左稳定手放左侧下颌角，推力向前、向内、左上。

6. PLS – inf

（1）编码说明：向左旋转；向上偏位；整个椎体向下偏位。

诊断要点：正位片，棘突向左旋转；侧位片，两椎体平面线在左侧分散，楔形开口在左侧；侧位片，整个椎体向下偏位，脊椎侧弯可能凸向左。

接触点：棘突（SP）。

患者体位：俯卧位。

医师体位：站患者左侧，略偏向远端。

矫正方法：左上方接触手的豌豆骨放在棘突上，右下方稳定手握在左上方接触手手腕上，推力向前、向内、向上、逆时针扭力。

（2）编码说明：向左旋转；向上偏位；整个椎体向下偏位。

诊断要点：正位片，棘突向左旋转；侧位片，两椎体平面线在左侧分散，楔形开口在左侧；侧位片，整个椎体向下偏位，脊椎侧弯可能凸向左。

接触点：棘突（SP）。

患者体位：俯卧位。

医师体位：站患者左侧，略偏向远端。

矫正方法：任一拇指放棘突上，另一拇指放在先指的指甲上，双手二、三、四、五指握住斜方肌的前缘，推力向前、向内、向上、逆时针扭力。

（3）编码说明：向左旋转；向上偏位；整个椎体向下偏位。

诊断要点：正位片，棘突向左旋转；侧位片，两椎体平面线在左侧分散，楔形开口在左侧；侧位片，整个椎体向下偏位，脊椎侧弯可能凸向左。

接触点：椎弓板（La）。

患者体位：俯卧位。

医师体位：站患者左侧，略偏向远端。

矫正方法：两拇指分放左右两椎弓板上，两拇指同时用力推向前、向内、逆时针扭力。

7. PL – La

（1）编码说明：向后偏位；向左旋转。

诊断要点：正位片，棘突向左旋转，脊柱侧弯凸向右。

接触点：右椎弓板（La）。

患者体位：俯卧位。

医师体位：站患者右侧。

矫正方法：右上方接触手的豌豆骨放在右侧椎弓板上，左下方稳定手握在右上方接触手手腕上，推力向前、向内、不加扭力。

（2）编码说明：向后偏位；向左旋转。

诊断要点：正位片，棘突向左旋转，脊柱侧弯凸向右。

接触点：右椎弓板（La）。

患者体位：俯卧位。

医师体位：站患者右侧。

矫正方法：右接触手拇指放在右侧椎弓板上，左稳定手拇指放左侧椎弓板上以稳定颈椎，右接触手拇指推力向前、向内、不加扭力。

（3）编码说明：向后偏位；向左旋转。

诊断要点：正位片，棘突向左旋转，脊柱侧弯凸向右。

接触点：右横突（T）。

患者体位：坐位，固定左肩头先偏向左便于寻找，找到接触点后，头偏向右。

医师体位：站患者背后，略右。

矫正方法：右接触手拇指放在右侧横突的外侧缘上，右手食指近节放右横突上，左稳定手放左侧下颌角，推力向前、向内。

8. PL – SP

（1）编码说明：向后偏位；向左旋转。

诊断要点：正位片，棘突向左旋转，脊椎侧弯可能凸向左。

接触点：棘突（SP）。

患者体位：俯卧位。

医师体位：站患者左侧。

矫正方法：左上方接触手的豌豆骨放在棘突上，右下方稳定手握在左上方接触手手腕上，推力向前、向内。

（2）编码说明：向后偏位；向左旋转。

诊断要点：正位片，棘突向左旋转，脊椎侧弯可能凸向左。

接触点：棘突（SP）。

患者体位：俯卧位。

医师体位：站患者左侧。

矫正方法：任一拇指放在棘突上，另一拇指放先指的指甲上，双手二、三、四、五指握住斜方肌前缘，推力向前、向内。

（3）编码说明：向后偏位；向左旋转。

诊断要点：正位片，棘突向左旋转，脊椎侧弯可能凸向左。

接触点：右椎弓板（La）。

患者体位：俯卧位。

医师体位：站患者左侧。

矫正方法：两拇指分放左右两椎弓板上，右拇指推力向前、向内。

四、胸椎半脱位编码及矫正手法

1. PRS（此为椎体偏位方向，以下省略）

（1）编码说明：向后偏位；向右偏位；向上偏位。

诊断要点：正位片，棘突向右侧旋转，右侧椎弓根影变小；正位片，两椎体线在右侧分散，楔形开口在右侧。

接触点：棘突（SP）。

患者体位：俯卧位。

医师体位：术者站于患者身体右侧，以弓字步站立。

矫正方法：右手豌豆骨为接触点，着力点为患者棘突，接触手的豌豆骨放在棘突上，左下方稳定手握在右上方接触手手腕上，推力向前、向内、对侧，顺时针扭力（更适合上段胸椎）。

（2）编码说明：向后偏位；向右偏位；向上偏位。

诊断要点：正位片，棘突向右侧旋转，右侧椎弓根影变小；正位片，两椎体线在右侧分散，楔形开口在右侧。

接触点：棘突（SP）。

患者体位：俯卧位。

医师体位：术者站于患者身体右侧，以弓字步站立。

矫正方法：术者站于患者身体右侧，以弓字步站立，两拇指叠放在棘突上，两手食指紧靠患者背部，两拇指同时推力向前、向内、向左、向下。

2. PRI－T

（1）编码说明：向后偏位；向右偏位；向下偏位。

诊断要点：正位片，棘突向右侧旋转，右侧椎弓根影变小；正位片，两椎体线在右侧聚合，楔形开口在左侧，脊椎侧弯可能凸向左。

接触点：左横突（T）。

患者体位：俯卧位。

医师体位：站患者右侧身体与患者呈90°，身体前倾越过脊柱中线。

矫正方法：左下方拇指放在左侧横突上，右上方手的豌豆骨放在左拇指的上端、棘突上，推力向前、向内，顺时针扭力（更适合下段胸椎）。

（2）编码说明：向后偏位；向右偏位；向下偏位。

诊断要点：正位片，棘突向右侧旋转，右侧椎弓根影变小；正位片，两椎体线在右侧聚合，楔形开口在左侧，脊椎侧弯可能凸向左。

接触点：左横突（T）。

患者体位：俯卧位。

医师体位：站患者右侧身体与患者呈90°，身体前倾越过脊柱中线。

矫正方法：右上方接触手的豌豆骨放在左侧横突上，左下方稳定手握在右上方接触手手腕上，推力向前、向内，逆时针扭力（更适合中、上段胸椎）。

3. PR－T

（1）编码说明：向后偏位；向右偏位。

诊断要点：正位片，棘突向右侧旋转，右侧椎弓根影变小，脊椎侧弯可能凸向右。

接触点：左横突（T）。

患者体位：俯卧位。

医师体位：站患者右侧身体与患者呈90°，身体前倾越过脊柱中线。

矫正方法：左下方拇指放在左侧横突上，右上方手的豌豆骨放在左拇指的上端、棘突上，推力向前、向内（更适合下段胸椎）。

（2）编码说明：向后偏位；向右偏位。

诊断要点：正位片，棘突向右侧旋转，右侧椎弓根影变小，脊椎侧弯可能凸向右。

接触点：左横突（T）。

患者体位：俯卧位。

医师体位：站患者右侧身体与患者呈90°，身体前倾越过脊柱中线。

矫正方法：右上方接触手的豌豆骨放在左侧横突上，左下方稳定手握在右上方接触手手腕上，推力向前、向内（更适合中、上段胸椎）。

（3）编码说明：向后偏位；向右偏位。

诊断要点：正位片，棘突向右侧旋转，右侧椎弓根影变小，脊椎侧弯可能凸向右。

接触点：左横突（T）。

患者体位：仰卧位，两臂相抱。

医师体位：站患者右侧身体与患者呈90°，身体前倾越过脊柱中线。

矫正方法：右上方稳定手握住抱胸的两肘部，左下方接触手手心朝上，微握拳，伸入患者背后，左手大鱼际放在左侧横突上，患者呼气末时，借助患者身体的滚动及右手下压的力，推动左横突向前。

4. PR－SP

（1）编码说明：向后偏位；向右偏位。

诊断要点：正位片，棘突向右侧旋转，右侧椎弓根影变小，脊椎侧弯可能凸向右。

接触点：棘突（SP）。

患者体位：俯卧位。

医师体位：站患者右侧，身体与患者呈90°。

矫正方法：右上方接触手的豌豆骨放在棘突上，左下方稳定手握在右上方接触手手腕上，推力向前、向内、向左。

（2）编码说明：向后偏位；向右偏位。

诊断要点：正位片，棘突向右侧旋转，右侧椎弓根影变小，脊椎侧弯可能凸向右。

接触点：棘突（SP）。

患者体位：俯卧位。

医师体位：两拇指叠放在棘突上，两手食指紧靠患者背部，两拇指同时推力向前、向内、向左。

5. PLS

（1）编码说明：向后偏位；向左偏位；向左上偏位。

诊断要点：正位片，棘突向左侧旋转，左侧椎弓根影变小；正位片，两椎体线在左侧分散，楔形开口在左侧，脊椎侧弯可能凸向左。

接触点：棘突（SP）。

患者体位：俯卧位。

医师体位：站患者右侧身体与患者呈 90°。

矫正方法：右下方接触手的豌豆骨放在棘突上，左上方稳定手握在右下方接触手手腕上，推力向前、向内、对侧，逆时针扭力（更适合上段胸椎）。

（2）编码说明：向后偏位；向左偏位；向左上偏位。

诊断要点：正位片，棘突向左侧旋转，左侧椎弓根影变小；正位片，两椎体线在左侧分散，楔形开口在左侧，脊椎侧弯可能凸向左。

接触点：棘突（SP）。

患者体位：俯卧位。

医师体位：站患者左侧。

矫正方法：两拇指叠放在棘突上，两手食指紧靠患者背部，两拇指同时推力向前、向内、向对侧、向下。

6. PLI－T

（1）编码说明：向后偏位；向左偏位；向左下偏位。

诊断要点：正位片，棘突向左侧旋转，左侧椎弓根影变小；正位片，两椎体线在左侧聚合，楔形开口在右侧，脊椎侧弯可能凸向右。

接触点：右横突（T）。

患者体位：俯卧位。

医师体位：站患者左侧。

矫正方法：两手分放脊椎两侧，两手大鱼际分放两横突上，左稳定手起稳定作用，右接触手推力向前、向内、顺时针扭力。

（2）编码说明：向后偏位；向左偏位；向左下偏位。

诊断要点：正位片，棘突向左侧旋转，左侧椎弓根影变小；正位片，两椎体线在左侧聚合，楔形开口在右侧，脊椎侧弯可能凸向右。

接触点：右横突（T）。

患者体位：俯卧位。

医师体位：站患者右侧身体与患者呈90°，身体前倾越过脊柱中线。

矫正方法：左下方拇指放在左侧横突上，右上方手的豌豆骨放在左拇指的上端、棘突上，推力向前、向内，顺时针扭力。

（3）编码说明：向后偏位；向左偏位；向左下偏位。

诊断要点：正位片，棘突向左侧旋转，左侧椎弓根影变小；正位片，两椎体线在左侧聚合，楔形开口在右侧，脊椎侧弯可能凸向右。

接触点：右横突（T）。

患者体位：俯卧位。

医师体位：站患者右侧身体与患者呈90°，身体前倾越过脊柱中线。

矫正方法：右上方接触手的豌豆骨放在左侧横突上，左下方稳定手握在右上方接触手手腕上，推力向前、向内，逆时针扭力。

7. PL－T

（1）编码说明：向后偏位；向左偏位。

诊断要点：正位片，棘突向左侧旋转，左侧椎弓根影变小。

接触点：右横突（T）。

患者体位：俯卧位。

医师体位：站患者左侧。

矫正方法：两手分放脊椎两侧，两手大鱼际分放两侧横突上，左稳定手起稳定作用，右接触手实施右横突的推力向前、向内（更适合下胸椎）。

（2）编码说明：向后偏位；向左偏位。

诊断要点：正位片，棘突向左侧旋转，左侧椎弓根影变小。

接触点：右横突（T）。

患者体位：俯卧位。

医师体位：站患者左侧，身体与患者呈90°。身体前倾越过脊柱中线。

矫正方法：右下方接触手的豌豆骨放在右侧横突上，左上方稳定手握在右下方接触手手腕上，推力向前、向内（更适合中、上段胸椎）。

（3）编码说明：向后偏位；向左偏位。

诊断要点：正位片，棘突向左侧旋转，左侧椎弓根影变小。

接触点：右横突（T）。

患者体位：仰卧位、两臂抱胸。

医师体位：站患者右侧。

矫正方法：右上方稳定手握住抱胸的两肘部，左下方接触手，手心朝上，微握拳，伸入患者背后，左手大鱼际放在右侧横突上，患者呼气末时，借助患者身体的滚动及右手下压的力，推动右横突向前。

8. PL – SP

（1）编码说明：向后偏位；向左偏位。

诊断要点：正位片，棘突向左侧旋转，左侧椎弓根影变小，脊椎侧弯可能凸向左。

接触点：棘突（SP）。

患者体位：俯卧位。

医师体位：站患者左侧，身体与患者呈90°。

矫正方法：右下方接触手的豌豆骨放在棘突上，左上方稳定手握在右下方接触手手腕上，推力向前、向内、对侧。

（2）编码说明：向后偏位；向左偏位。

诊断要点：正位片，棘突向左侧旋转，左侧椎弓根影变小，脊椎侧弯可能凸向左。

接触点：棘突（SP）。

患者体位：俯卧位。

医师体位：站患者左侧。

矫正方法：两拇指叠放在棘突上，两手食指紧靠患者背部，两拇指同时推力向前、向内、对侧。

五、腰椎半脱位编码及矫正手法

1. PR – SP（L1 ~ 4）

（1）编码说明：向后偏位；向右旋转。

诊断要点：正位片，棘突向右侧旋转，右侧椎弓根影变小，脊椎侧弯可能凸向右。

接触点：棘突（SP）。

患者体位：左侧卧位，左下肢伸直，右足放左下肢腘窝处。

医师体位：面对患者，固定右髋。

矫正方法：右上方稳定手固定右肩，发力时推肩部向上、向后，左下方接触手的豌豆骨放在棘突的右侧，手指超过脊椎（达左侧）呈45°，发力时滚动患者向前40°以内，医师髋部紧靠患者骨盆，推力由患者右侧向左侧、向床面。

（2）编码说明：向后偏位；向右旋转。

诊断要点：正位片，棘突向右侧旋转，右侧椎弓根影变小。脊椎侧弯可能凸向右。

接触点：棘突（SP）。

患者体位：右侧卧位，右下肢伸直，左足放右下肢腘窝处。

医师体位：面对患者，固定左髋。

矫正方法：左上方稳定手固定左肩，右下方接触手的中指、无名指放在棘突右侧，食指放在左乳状突上，由患者背后向前（医师侧）拉移。

（3）编码说明：向后偏位；向右旋转。

诊断要点：正位片，棘突向右侧旋转，右侧椎弓根影变小，脊椎侧弯可能凸向右。

接触点：棘突（SP）。

患者体位：俯卧位。

医师体位：站患者右侧。

矫正方法：右上方接触手的豌豆骨放在棘突的右侧缘，左下方稳定手握在右上方接触手手腕上，推力向前、向内、向左（上腰椎加向上、下腰椎加向下的推力）。

2. PRS – SP（L1 ~ 4）

（1）编码说明：向后偏位；向右旋转；向上偏位。

诊断要点：正位片，棘突向右侧旋转，右侧椎弓根影变小；正位片，两椎体线向右侧分散，楔形开口在右侧，脊椎侧弯可能凸向右。

接触点：棘突（SP）。

患者体位：左侧卧位，左下肢伸直，右足放左下肢腘窝处。

医师体位：面对患者，固定右髋。

矫正方法：右上方稳定手固定右肩，发力时推肩部向上、向后，左下方接触手的豌豆骨放在棘突的右侧，手指超过脊椎（达左侧）呈45°，发力时滚动患者向前40°以内，医师髋部紧靠患者骨盆，推力由患者右侧向左侧、向床面，同时加左手顺时针扭力。

（2）编码说明：向后偏位；向右旋转；向上偏位。

诊断要点：正位片，棘突向右侧旋转，右侧椎弓根影变小；正位片，两椎体线向右侧分散，楔形开口在右侧，脊椎侧弯可能凸向右。

接触点：棘突（SP）。

患者体位：右侧卧位，右下肢伸直，左足放右下肢腘窝处。

医师体位：面对患者，固定左髋。

矫正方法：左上方稳定手固定左肩，右下方接触手的中指、无名指放在棘突右侧，食指放在左乳状突上，由患者背后向前（医师侧）拉移，同时加右手的顺时针扭力。

（3）编码说明：向后偏位；向右旋转；向上偏位。

诊断要点：正位片，棘突向右侧旋转，右侧椎弓根影变小；正位片，两椎体线向右侧分散，楔形开口在右侧，脊椎侧弯可能凸向右。

接触点：棘突（SP）。

患者体位：俯卧位。

医师体位：站患者右侧。

矫正方法：右上方接触手的豌豆骨放在棘突的右侧缘，左下方稳定手握在右上方接触手手腕上，推力向前、向内、向左（上腰椎加向上、下腰椎加向下的推力），同时加右手的顺时针扭力。

3. PR－M（L1～4）

（1）编码说明：向后偏位；向右旋转。

诊断要点：正位片，棘突向右侧旋转，右侧椎弓根影变小，脊椎侧弯凸向左。

接触点：左侧乳状突（M）。

患者体位：右侧卧位，右下肢伸直，左足放右下肢腘窝处。

医师体位：面对患者，固定左髋。

矫正方法：左上方稳定手固定左肩，发力时推左肩部向上、向后，左下方接触手的豌豆骨放在左乳状突上，推力由患者背后向前、向内、向左。医师髋部紧靠患者骨盆。

（2）编码说明：向后偏位；向右旋转。

诊断要点：正位片，棘突向右侧旋转，右侧椎弓根影变小，脊椎侧弯凸向左。

接触点：左侧乳状突（M）。

患者体位：俯卧位。

医师体位：站患者左侧。

矫正方法：接触手的豌豆骨放在左乳状突上，另手握在接触手手腕上（上腰椎以左手为接触手，下腰椎以右手为接触手），推力向前、向内。

4. PRI－M（L1～4）

（1）编码说明：向后偏位；向右旋转；向下偏位。

诊断要点：正位片，棘突向右侧旋转，右侧椎弓根影变小；正位片，两椎体线向右侧聚合，楔形开口在左侧，脊椎侧弯凸向左。

接触点：左侧乳状突（M）。

患者体位：右侧卧位，右下肢伸直，左足放右下肢腘窝处。

医师体位：面对患者。

矫正方法：左上方稳定手固定左肩，发力时推左肩部向上、向后、右下方接触手的豌豆骨放在左乳状突上，推力由患者背后向前、中间、向左，同时加逆时针扭力。医师髋部紧靠患者骨盆。

（2）编码说明：向后偏位；向右旋转；向下偏位。

诊断要点：正位片，棘突向右侧旋转，右侧椎弓根影变小；正位片，两椎体线向右侧聚合，楔形开口在左侧，脊椎侧弯凸向左。

接触点：左侧乳状突（M）。

患者体位：俯卧位。

医师体位：站患者左侧。

矫正方法：接触手的豌豆骨放在左乳状突上，另手握在接触手手腕上（上腰椎以左手为接触手，下腰椎以右手为接触手），推力向前、向内，同时加左、右接触手的逆时针扭力。

5. PL－SP（L1～4）

（1）编码说明：向后偏位；向左旋转。

诊断要点：正位片，棘突向左侧旋转，左侧椎弓根影变小，脊椎侧弯可能凸向左。

接触点：棘突（SP）。

患者体位：右侧卧位，右下肢伸直，左足放右下肢腘窝处。

医师体位：面对患者，固定左髋。

矫正方法：左上方稳定手固定左肩，发力时推左肩部向上、向后，右下方接触手的豌豆骨放在棘突的左侧，手指超过脊椎（达右侧）呈45°，滚动患者向前40°以内，推力由患者左侧向右侧、向床面。医师髋部紧靠患者骨盆。

（2）编码说明：向后偏位；向左旋转。

诊断要点：正位片，棘突向左侧旋转，左侧椎弓根影变小，脊椎侧弯可能凸向左。

接触点：棘突（SP）。

患者体位：左侧卧位，左下肢伸直，右足放左下肢腘窝处。

医师体位：面对患者，固定右髋。

矫正方法：右上方稳定手固定右肩，左接触手的中指、无名指放在棘突左侧，食指放在右乳状突上，由患者背后向前（医师侧）拉移。

（3）编码说明：向后偏位；向左旋转。

诊断要点：正位片，棘突向左侧旋转，左侧椎弓根影变小，脊椎侧弯可能凸向左。

接触点：棘突（SP）。

患者体位：俯卧位。

医师体位：站患者左侧。

矫正方法：左上方接触手的豌豆骨放在棘突的左侧缘，右下方稳定手握在左上方接触手手腕上，推力向前、向内、向右（上腰椎加向上的推力，下腰椎加向下的推力）。

6. PLS－SP（L1～4）

（1）编码说明：向后偏位；向左旋转；向上偏位。

诊断要点：正位片，棘突向左侧旋转，左侧椎弓根影变小；正位片，两椎体线在左侧分散，楔形开口在左侧，脊椎侧弯可能凸向左。

接触点：棘突（SP）。

患者体位：右侧卧位，右下肢伸直，左足放右下肢腘窝处。

医师体位：面对患者，固定左髋。

矫正方法：左上方稳定手固定左肩，发力时推左肩部向上、向后，右下方接触手的豌豆骨放在棘突的左侧，手指超过脊椎（达右侧）呈45°，滚动患者向前40°以内，推力由患者左侧向右侧、向床面，同时加右手逆时针扭力。医师髋部紧靠患者骨盆。

（2）编码说明：向后偏位；向左旋转；向上偏位。

诊断要点：正位片，棘突向左侧旋转，左侧椎弓根影变小；正位片，两椎体线在左侧分散，楔形开口在左侧，脊椎侧弯可能凸向左。

接触点：棘突（SP）。

患者体位：左侧卧位，左下肢伸直，右足放左下肢腘窝处。

医师体位：面对患者，固定右髋。

矫正方法：右上方稳定手固定右肩，左接触手的中指、无名指放在棘突左侧，食指放在右乳状突上，由患者背后向前（医师侧）拉移，同时加左手的逆时针扭力。

（3）编码说明：向后偏位；向左旋转；向上偏位。

诊断要点：正位片，棘突向左侧旋转，左侧椎弓根影变小；正位片，两椎体线在左侧分散，楔形开口在左侧，脊椎侧弯可能凸向左。

接触点：棘突（SP）。

患者体位：俯卧位。

医师体位：站患者左侧。

矫正方法：左上方接触手的豌豆骨放在棘突的左侧缘，右下方稳定手握在左接触手手腕上，推力向前、向内、向右（上腰椎加向上、下腰椎加向下的推力），同时加左手的逆时针扭力。

7. PL – M（L1 ~ 4）

（1）编码说明：向后偏位；向左旋转。

诊断要点：正位片，棘突向左侧旋转，左侧椎弓根影变小。

接触点：右乳状突（M）。

患者体位：左侧卧位，左下肢伸直，右足放左下肢腘窝处。

医师体位：面对患者，固定右髋。

矫正方法：右上方稳定手固定右肩，发力时推右肩部向上、向后，左下方接触手放右乳状突上，推力由患者背后向前、向内、向右。医师髋部紧靠患者骨盆。

（2）编码说明：向后偏位；向左旋转

诊断要点：正位片，棘突向左侧旋转，左侧椎弓根影变小。

接触点：右乳状突（M）。

患者体位：俯卧位。

医师体位：站患者右侧。

矫正方法：接触手的豌豆骨放在右乳状突上，另手握在接触手手腕上（上腰椎以右手为接触手，下腰椎以左手为接触手），推力向前、向内。

8. PLI – M（L1 ~ 4）

（1）编码说明：向后偏位；向左旋转；向下偏位。

诊断要点：正位片，向左下偏位；正位片，棘突向左侧旋转，左侧椎弓根影变小；

正位片，两椎体线在左侧聚合，楔形开口在右侧，脊椎侧弯可能凸向右。

接触点：右乳状突（M）。

患者体位：左侧卧位，左下肢伸直，右足放左下肢腘窝处。

医师体位：面对患者，固定右髋。

矫正方法：右上方稳定手固定右肩，发力时推右肩部向上、向后，左下方接触手放右乳状突上，推力由患者背后向前、向内、向右，同时加左手顺时针扭力。医师髋部紧靠患者骨盆。

（2）编码说明：向后偏位；向左旋转；向下偏位。

诊断要点：正位片，向左下偏位；正位片，棘突向左侧旋转，左侧椎弓根影变小；正位片，两椎体线在左侧聚合，楔形开口在右侧，脊椎侧弯可能凸向右。

接触点：右乳状突（M）。

患者体位：俯卧位。

医师体位：站患者右侧。

矫正方法：接触手的豌豆骨放在右乳状突上，另手握在接触手手腕上（上腰椎以右手为接触手，下腰椎以左手为接触手），推力向前、向内，同时加左、右接触手的顺时针扭力。

9. PRI – SP（L5）

编码说明：向后偏位；向右旋转；向下偏位。

诊断要点：正位片，棘突向右侧旋转，右侧椎弓根影变小；正位片，两椎体线向右侧聚合，楔形开口在左侧，脊椎侧弯凸向右。

接触点：棘突（SP）。

患者体位：左侧卧位，左下肢伸直，右足放左下肢腘窝处。

医师体位：面对患者，固定右髋。

矫正方法：右上方稳定手固定右肩，发力时推肩部向上、向后，左下方接触手的豌豆骨放在棘突的右侧，手指超过脊椎（达左侧）呈45°，发力时滚动患者向前40°以内，推力由患者右侧向左侧、向床面，同时加左手逆时针扭力。医师髋部紧靠患者骨盆。

10. PRS – M（L5）

编码说明：向后偏位；向右旋转；向上偏位。

诊断要点：正位片，棘突向右侧旋转，右侧椎弓根影变小；正位片，两椎体线向右侧分散，楔形开口在右侧，脊椎侧弯可能凸向左。

接触点：左乳状突（M）。

患者体位：右侧卧位，右下肢伸直，左足放右下肢腘窝处。

医师体位：面对患者，固定左髋。

矫正方法：左上方稳定手固定左肩，发力时推左肩部向上、向后，右下方接触手的豌豆骨放在左乳状突上，推力由患者背后向前、向内、向左，同时加右手的顺时针扭力。医师髋部紧靠患者骨盆。

11. PLI – SP（L5）

编码说明：向后偏位；向左旋转；向下偏位。

诊断要点：正位片，棘突向左侧旋转，左侧椎弓根影变小；正位片，两椎体线在左侧聚合，楔形开口在右侧，脊椎侧弯可能凸向左。

接触点：棘突（SP）。

患者体位：右侧卧位，右下肢伸直，左足放右下肢腘窝处。

医师体位：面对患者，固定左髋。

矫正方法：左上方稳定手固定左肩，发力时推左肩部向上、向后，右下方接触手的豌豆骨放在棘突的左侧，手指超过脊椎（达右侧）呈45°，滚动患者向前40°以内，推力由患者左侧向右侧、向床面，同时加右手顺时针扭力。医师髋部紧靠患者骨盆。

12. PLS – M（L5）

编码说明：向后偏位；向左旋转；向上偏位。

诊断要点：正位片，棘突向左侧旋转，左侧椎弓根影变小；正位片，两椎体线在左侧分散，楔形开口在左侧，脊椎侧弯可能凸向右。

接触点：右乳状突（M）。

患者体位：左侧卧位，左下肢伸直，右足放左下肢腘窝处。

医师体位：面对患者，固定右髋。

矫正方法：右上方稳定手固定右肩，发力时推右肩部向上、向后，左下方接触手放右乳状突上，推力由患者背后向前、向内、向右，同时加左手逆时针扭力。医师髋部紧靠患者骨盆。

六、骶髂关节半脱位编码及矫正手法

1. AS

编码说明：髂骨相对于骶骨，向前上偏位。

诊断要点：偏位侧髋骨长度变短。闭孔投影小。腰前凸弧度变小。股骨头升高，下肢变短。骶髂关节前上、后下缘打开。

矫正方法：如右侧 AS，患者右患侧在上，左侧卧位，医师面对患者，右手固定右肩，固定右骨盆，左接触手豌豆骨放在髂后上棘内下缘，顺时针旋转右髂骨向外、下。

2. PI

编码说明：髂骨相对于骶骨，向后下偏位。

诊断要点：偏位侧髋骨长度变长。闭孔投影大。腰前凸弧度增加。股骨头下降，下肢变长。骶髂关节后上、前下缘打开。

矫正方法：如右侧 PI，患者右患侧在上，左侧卧位，医师面对患者，右手固定右肩，固定右骨盆，左接触手豌豆骨放在髂后上棘内上缘，逆时针旋转右髂骨向右、下。

3. IN

编码说明：髂骨由外向近骶骨中心线偏位。

诊断要点：偏位的髋骨横径增大变宽。闭孔基底宽度变小。腰前凸弧度变小。股骨头升高，下肢变短。卧位时两脚分叉，远离中心线，行走时头及身体旋转向 IN 侧。

矫正方法：①拉移，如左侧 IN，患者左患侧在上，右侧卧位，医师面对患者固定左骨盆，左手固定左肩，右接触手四指屈曲状，放在髂后上棘的内缘，使之向远离骶骨中心线方向拉移；②推移，如左侧 IN，患者体位及医师体位，患者左患侧在上，右侧卧位，医师面对患者固定左骨盆，左手固定左肩，右接触手的豌豆骨放在髂后上棘内缘，使之向远离骶骨中心线推移。

4. EX

编码说明：髂骨由内向外。远离髂骨中心线偏位。

诊断要点：偏位的髋骨横径缩小变窄。闭孔基底宽度增加。腰前凸弧度变大。股骨头下降，下肢变长。卧位时两脚相并，行走时头及身体旋转向 EX 侧。

矫正方法：①拉移，如右侧 EX，患者右患侧在下，右侧卧位，医师面对患者，固定左骨盆，左手固定左肩，右接触手放在髂嵴偏下（足侧），从患者与床面接触处伸进去，借患者重量从床面向远离床面方向拉移；②推移，如右侧 EX，患者右患侧在上，左侧卧位，医师面对患者，固定右骨盆，右手固定右肩，发力时推右肩向上、后，左手放患者侧腰部髂嵴，使之向床面近骶骨中心线方向推移。

5. AS – IN

编码说明：髂骨向前上偏位。髂骨靠近骶骨中心线。

诊断要点：

（1）腰前凸弧度在二者均变小情况下，更加变小。

（2）在 AS 缩小闭孔对角度，IN 减少闭孔基底宽度情况下，闭孔投影更小。

（3）在二者均使股骨头升高情况下，股骨头更升高，下肢长度更长。

（4）在 AS 使骶髂关节后下缘打开，IN 使前下缘打开的情况下，骶髂关节前缘打开更大。

矫正方法：如右侧 AS – IN，患者右患侧在上，左侧卧位，医师面对患者，站位稍向足侧，固定右骨盆，左手固定左肩，右接触手的豌豆骨放在髋臼的近骶骨侧、髂后上棘的下方（足侧）或者坐骨粗隆的下方，使之推力向外下，使髂骨向左下旋转。

6. AS – EX

编码说明：髂骨向前上偏位。髂骨远离骶骨中心线。

诊断要点：

（1）AS 减少腰前凸，EX 增加腰前凸，结果——依何者为重而定。

（2）AS 缩小闭孔对角度（斜角），EX 增加闭孔基底宽度，结果——闭孔斜角减小，基底增宽。

（3）AS 降低股骨头，EX 升高股骨头，结果——依何者为重而定。

（4）AS 使骶髂关节前上、后下缘打开，EX 使后部打开，结果——骶髂关节的后下缘打开更大。

矫正方法：如右侧 AS - EX，患者右患侧在上，左侧卧位，医师面对患者，固定右骨盆，右手固定右肩，左手豌豆骨放在右髋臼的近骶骨侧、髂后上棘的下方（足侧）3 英寸处，使之推力向内下。同时加左手的逆时针扭力，使髂骨向脊椎外侧、身体的体侧旋转。

7. PI - EX

编码说明：髂骨向后下偏位。髂骨远离骶骨中心线。

诊断要点：

（1）腰前凸孤度二者均增大的情况下，结果——腰前凸更加增大。

（2）在 PI 增大闭孔对角度，EX 增加基底宽度的情况下，结果——闭孔投影更大。

（3）二者均使股骨头下降情况下，股骨头更下降，下肢更短。

矫正方法：如右侧 PI - EX，患者右患侧在上，左侧卧位，医师面对患者，固定右骨盆，右手固定右肩，左手豌豆骨放髂后上棘的下外方，使之推力向内上，同时左手逆时针扭力，旋转髂骨向脊椎侧、头侧。

8. PI - IN

编码说明：髂骨向后下偏位。髂骨靠近骶骨中心线。

诊断要点：

（1）PI 增加腰前凸，IN 减少腰前凸，结果——依何者为重而定。

（2）PI 增大闭孔对角度（斜角），IN 减少闭孔基底宽度，结果闭孔斜角增大，基底变窄。

（3）PI 降低股骨头，IN 升高股骨头，结果——依何者为重而定。

（4）PI 使骶髂关节前下缘、后下缘打开，IN 使前缘打开。结果——骶髂关节的前下缘打开更大。

矫正方法：①推移，如左侧 PI - IN，患者左患侧在上，右侧卧位，医师面对患者，固定左骨盆，左手固定左肩，右手豌豆骨放髂后上棘的内下缘，使之右手向上、外顺时针推力加扭力；②拉移，如左侧 PI - IN，患者左患侧在上，右侧卧位，医师面对患者，固定左骨盆，左手固定左肩，右接触手的屈曲二、三、四、五指放在髂后上棘内下缘，拉力方向向上外，同时右手顺时针扭力。

第三节 实用临床整脊操作手法

一、颈椎手法

适应证：神经根型颈椎病、颈性眩晕、颈椎小关节紊乱症、寰枕关节不对称、颈椎失稳。

1. 枕骨顿压推法

体位：患者俯卧位，头轻度前屈位，术者立于患者左侧。

手型：术者右手拇指、食指指腹抵住患者枕骨乳突，左手掌根叠压在右手背，保持肘关节伸直位（图15-1）。

发力部位：上肢伸肌群。

发力方向：前上方，指向患者眉弓（图15-2）。

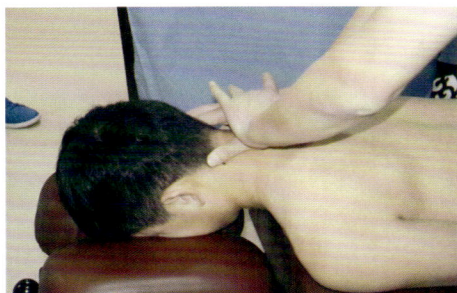

图15-1 术者手型   图15-2 发力方向

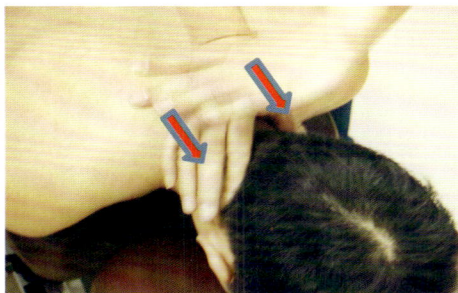

手法操作：将整脊床落板装置锁定，术者右足前半弓步姿势站立于患者左侧，拇指、食指抵住患者枕骨乳突处，通过术者的上肢和躯体产生的力量，给予患者枕骨一个顿挫推压力，发力以落板装置下落为度。

2. 枕骨旋转过伸法

体位：患者端坐位，术者立于患者身后。

手型：右手掌心向上，虎口部托住患者右侧枕部，左手掌置于患者左颞部。

发力部位：右上肢伸肌群、左上肢屈肌群、胸大肌。

发力方向：右手推力与左手扳压力形成的合力。

手法操作：术者立于患者右后侧，右手虎口托住患者右侧枕部，以左手手掌置于患者左颞部，带动患者头部围绕枕部右屈、左旋至手下有锁定感（即生理活动界限）时，右手掌向患者鼻尖方向施以小幅度顿挫推力，同时左手向对侧施以扳压力（同法矫正左侧，图15-3、图15-4）。

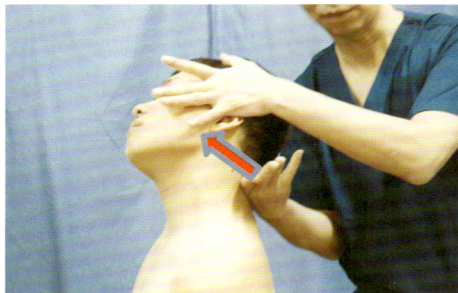

图 15 – 3　矫正右侧

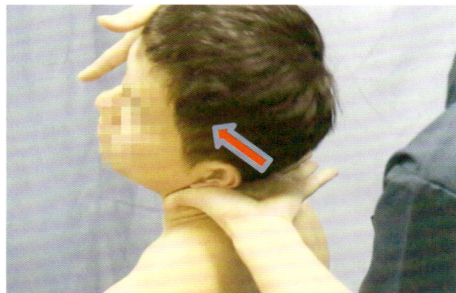

图 15 – 4　矫正左侧

3. 枕骨牵引下顿挫拨法（以左侧为例）

体位：患者端坐位，术者立于患者身后。

手型：术者右前臂旋前虎口向下，右手拇指及大鱼际按压于患者左枕部，左手掌托其下颌，左手与前臂保持直线，将左前臂搭在患者肩部，作为发力支点（图 15 – 5）。

发力部位：左上肢屈肌群，右上肢伸肌群。

发力方向：左上肢向左前方施加牵引力，右手拇指大鱼际施加向右侧的推拨力（图 15 – 6）。

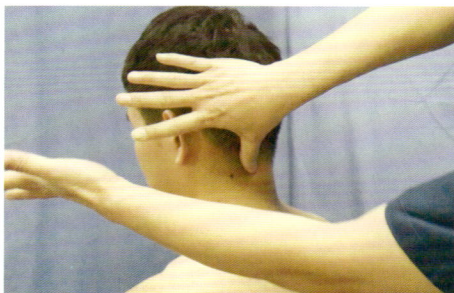

图 15 – 5　术者手型

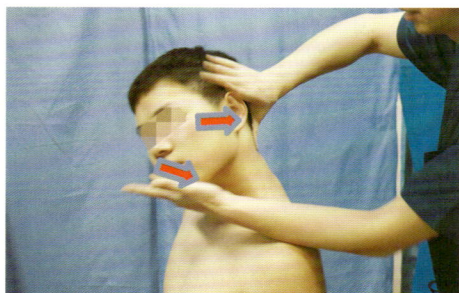

图 15 – 6　发力方向

手法操作：左手以患者肩部为支点，以杠杆力向左前方牵引患者下颌部，保持患者颈椎轻度前屈体位，同时以右手拇指大鱼际向右侧推枕骨，使患者颈部左旋，待旋转至最大角度手下有锁定感时，右手拇指大鱼际施加以小幅度的顿挫拨动力。

4. 上颈段枕寰枢联合体调整手法（以左侧为例）

体位：患者坐位，术者立于患者身后。

手型：术者右手托其枕部，左手掌托其下颌，左手与前臂保持直线，将左前臂搭在患者肩部，作为发力支点（图 15 – 7）。

发力部位：双上肢复合发力，借助患者肩部支点提供牵引及旋转。

发力方向：垂直向上牵引力，左侧旋转力（图 15 – 8）。

手法操作：①以左手掌托患者下颌，借助肩部支点发力，右手虎口托患者枕部，两手配合发力牵引，使患者头部固定于最大后伸体位；②左手掌带动头部以患者鼻尖为中心向左侧旋转，至手下有锁定感，此时上颈段枕寰枢联合体旋转至最大生理旋转角度；③左前臂带动手掌施加小幅度高速的旋转力，右手拇指顺势向左侧推拨枕骨。

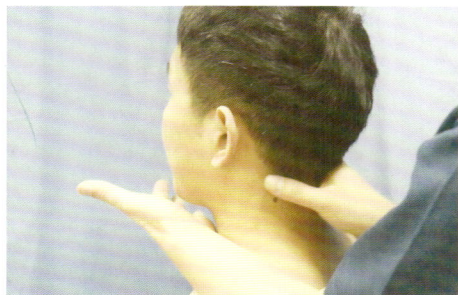

图 15 - 7　术者手型

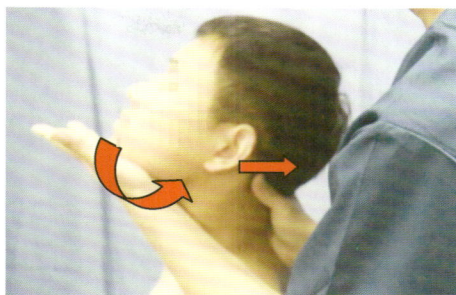

图 15 - 8　发力方向

5. 颈椎序贯牵旋推还手法（以左侧为例）

体位：患者坐位，头部轻度前屈，术者立于患者后方。

手型：术者右肘部托患者下颌，右手掌固定患者左颞部，左手拇指抵在调整椎棘突左侧，其余四指紧贴患者左肩部（图 15 - 9）。

发力方向：术者右上肢向上牵引、向右旋转，左手拇指向右侧推挤棘突（图 15 - 10）。

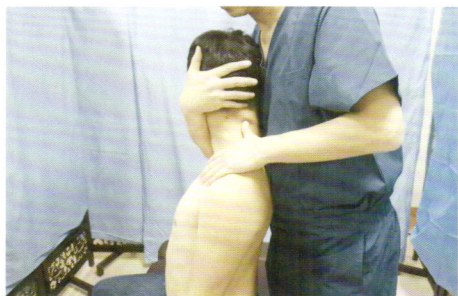

图 15 - 9　术者手型

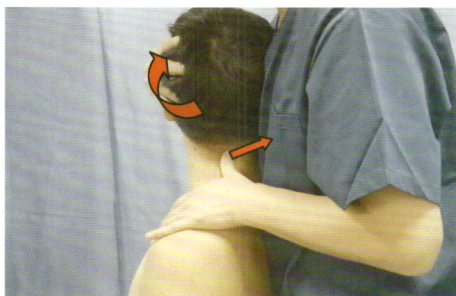

图 15 - 10　发力方向

手法操作：①术者双膝微屈曲，上身正直，嘱患者低头，右肘部托患者下颌，右手掌固定患者左颞部，将患者头部环抱，并固定在术者胸部；②左手拇指抵在调整椎棘突左侧，其余四指紧贴患者左肩部；③术者双膝逐渐伸直，并借此力牵引患者头部向上，牵引力以患者腰臀部稍活动为度，在牵引力下，右上肢带动患者头部向右侧旋转，旋转至有锁定感时，右肘带动患者头部一个旋转闪动力，同时术者左手拇指推挤棘突向对侧，与此同时右上肢将颈椎还回至中立位。

6. 颈椎侧屈旋扳手法（以右侧为例）

体位：患者平卧位，头下垫枕使颈椎前屈 40° 左右，术者坐于患者头侧。

手型：①术者右手五指自然伸直，食中指分开，中指指尖桡侧放于患椎关节突关节处，无名指侧放于中后方，拇、食指固定患者下颌部，右手掌与左手夹持患者头部两侧；②术者右手拇指指尖抵于关节突关节，其余四指固定患者下颌，左手掌置于患者左颞部；③术者右手四指微屈，第 2 掌指关节抵于患者右侧横突，左手掌置于患者左颞部（图 15 - 11）。

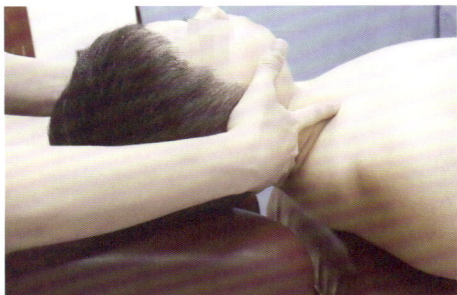

图 15 - 11　术者手型

发力部位：上肢复合发力（牵引及旋转扳动力，图 15 - 12）。

发力方向：沿头颈中轴的纵向牵引，使头颈向左前方的旋扳力（图 15 - 13）。

手法操作：术者坐于患者头部稍偏右后侧，两手配合先使颈部向右侧屈至有阻力感，再沿头颈轴向施以牵引力，双手带动患者头部向左侧旋转至最大生理角度，预载荷施力，使旋转角度达到生理角度极点，当中指感到阻力感时，中指及无名指指尖向颈部左前方行一瞬间推挤闪动发力，使颈部轻度过伸至亚生理活动区，此时往往可闻及弹响声。

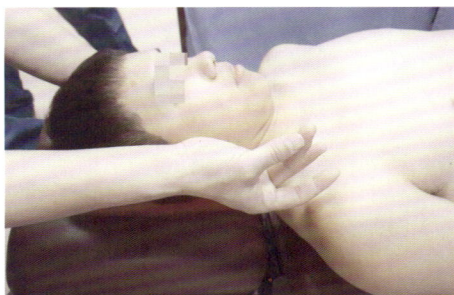

图 15 - 12　发力部位

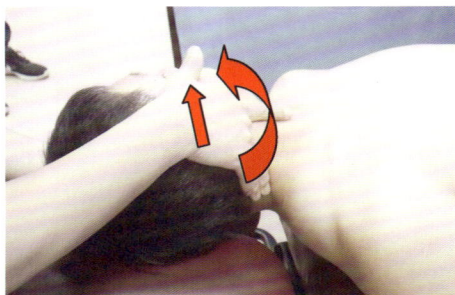

图 15 - 13　发力方向

7. 仰卧位枕骨推法（以右侧为例）

体位：患者仰卧位，术者坐于患者头侧。

手型：术者左手四指微屈托住患者下颌，左前臂贴住患者脸颊，右手第 2 掌指关节桡侧抵于患者左侧枕骨乳突下（图 15 - 14）。

发力部位：第 2 掌指关节桡侧。

发力方向：从后向前指向患者鼻尖（图 15 - 15）。

手法操作：①术者左手托患者下颌，使患者头部右旋轻度后仰，施加牵引力至颈部锁定感；②左手第 2 掌指关节桡侧向患者鼻尖方向施加瞬间推挤闪动发力。

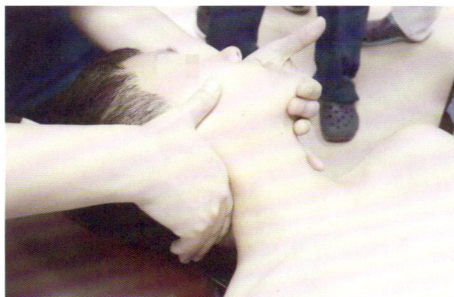

图 15 - 14　术者手型

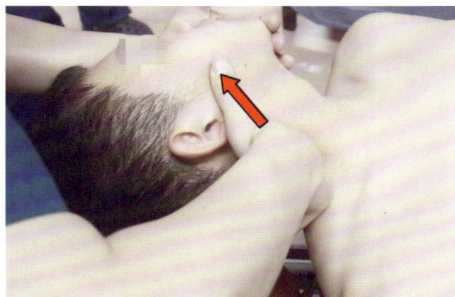

图 15 - 15　发力方向

8. 仰卧位颈椎旋扳法（以右侧为例）

体位：患者仰卧位，术者坐于患者头侧。

手型：术者右手五指自然伸直，食中指分开，中指指尖桡侧放于患椎关节突关节处，拇、食指固定患者下颌部，右手掌与左手夹持患者头部两侧（图15–16）。

发力部位：中指中远节桡侧、上肢复合发力（旋转扳动力）。

发力方向：向左前方（图15–17）。

手法操作：术者坐于患者头部稍偏右后侧，两手配合使患者头部向左侧旋转至最大生理角度，预载荷施力，使旋转角度达到生理角度极点，当中指感到阻力感时，中指及无名指指尖向颈部左前方行一瞬间推挤闪动发力，使颈部轻度过伸至亚生理活动区，此时往往可闻及弹响声。

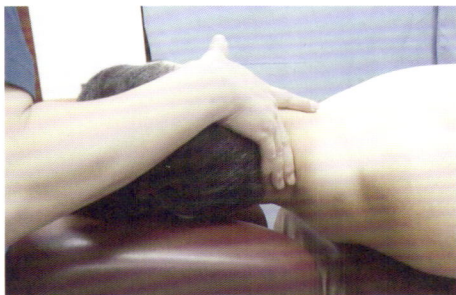

图15–16　术者手型

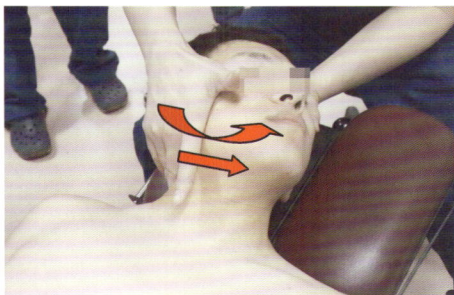

图15–17　发力方向

9. 定点后伸旋扳法（以左侧为例）

体位：患者坐位，术者立于患者身后。

手型：术者左手拇指抵于颈椎棘突左下方，右手扶住患者额头部（图15–18）。

发力部位：以左手为定点，右手为动点，右手发力。

发力方向：后下方向（图15–19）。

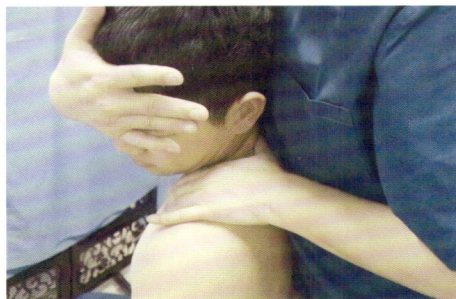

图15–18　术者手型

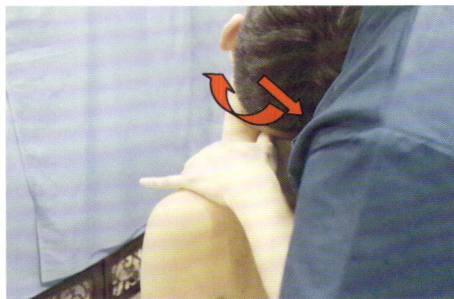

图15–19　发力方向

手法操作：术者立于患者稍左侧，左手拇指抵于颈椎棘突左下方，其余四指扶住患者左肩，右手扶住患者额头部，两手配合使患者颈部向左侧屈至传导力到达左手拇指，右手带动患者颈椎向右上方旋转至最大角度，当左手拇指感觉颈部锁定感时，右手瞬间给一个小角度快速的旋转闪动力。

10. 颈胸段调整手法 （以右侧为例）

体位：患者俯卧位，颈部转向右侧。

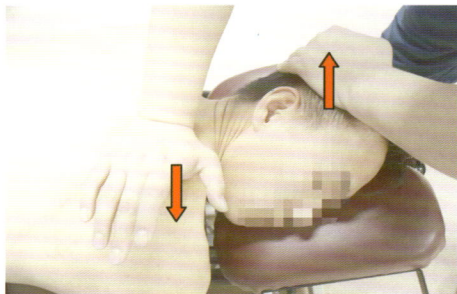

手型：术者立于患者头侧，右手掌抵于患者右肩胛内缘，左手掌根按压于患者右颞部（图 15－20）。

发力部位：术者左右手掌。

发力方向：双手交叉用力（图 15－20）。

手法操作：①患者俯卧位，颈部转向右侧，术者右手掌抵于患者右肩胛内缘，左手掌按压于患者右颞部；②双掌交叉用力，右手向右前

图 15－20 手型及发力方向

方推挤，左手向左侧推挤。

二、胸椎手法

适应证：胸椎小关节紊乱征。

1. 仰卧单手挤压法 （以右侧为例）

体位：患者仰卧位，双手交叉搭于对侧肩部，术者站于患者右侧。

手型：医者右手大鱼际及小鱼际置于需调整胸椎小关节两侧（图 15－21）。

发力部位：胸大肌。

发力方向：垂直向下及向上（图 15－22）。

手法操作：患者仰卧位于整脊床上，双手交叉搭于对侧肩部，医者站于术者右侧，嘱患者转向术者一侧，暴露患者胸背部，术者右手大鱼际及小鱼际置于需调整胸椎小关节两侧，固定完毕后嘱患者充分放松仰卧，术者胸大肌紧贴患者双臂，缓慢摇动 3～4 次，使患者充分放松，借助术者上身力量瞬间垂直向下发力，借助术者右手的反作用力，使力通过术者大小鱼际达胸椎小关节，往往可闻及弹响。

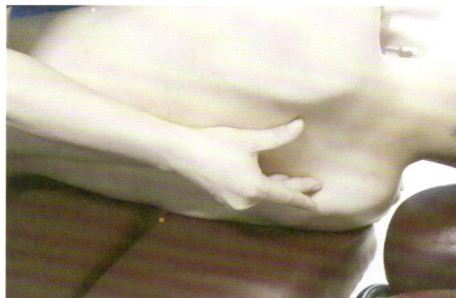

图 15－21 术者手型

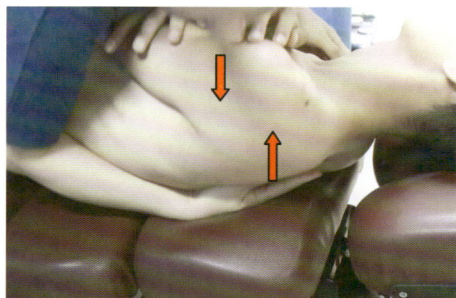

图 15－22 发力方向

2. 仰卧位双手环抱挤压法

体位：患者仰卧位，双手交叉搭于对侧肩部，术者站于患者一侧。

手型：术者双上肢环抱患者，双手四指交叉，拇指桡侧紧贴胸椎两侧（图15－23）。

发力部位：胸大肌。

发力方向：垂直向前及向后（图15－24）。

手法操作：患者仰卧位于整脊床上，双手交叉搭于对侧肩部，术者站于患者右侧，嘱双上肢环抱患者，双手四指交叉，拇指桡侧置于胸椎两侧小关节处，固定完毕后嘱患者充分放松，术者胸大肌紧贴患者双臂，瞬间向下发力，借助术者双拇指反作用力调整胸椎，往往可闻及弹响。

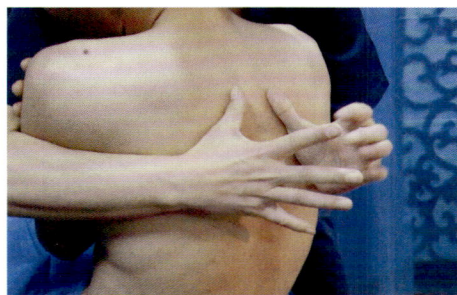

图15－23　术者手型

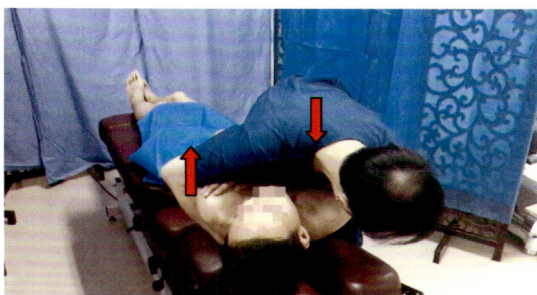

图15－24　发力方向

3. 俯卧位双手叠按法（以左侧为例）

体位：患者俯卧位，双手放于体侧，术者站于患者左侧。

手型：右手自然伸开暴露小鱼际处，置于左侧需调整胸椎小关节处（图15－25）。

发力部位：右手小鱼际、双上肢。

发力方向：斜向右下方45°（图15－26）。

手法操作：患者俯卧位与整脊床上，双手放于体侧，术者站于患者左侧，以右手小鱼际放于患侧胸椎处，右手其余四指置于右侧肩胛骨，左手叠放于右手之上，令患者做深吸气，当患者达到呼气末时，术者用双手同时顿挫用力做斜向左下方45°闪动力，往往可闻及弹响。

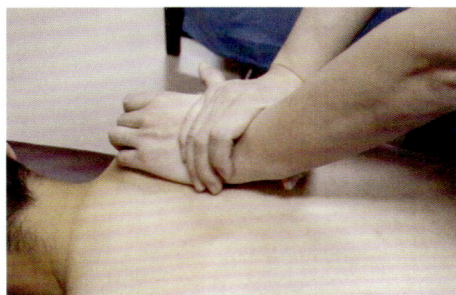

图15－25　术者手型

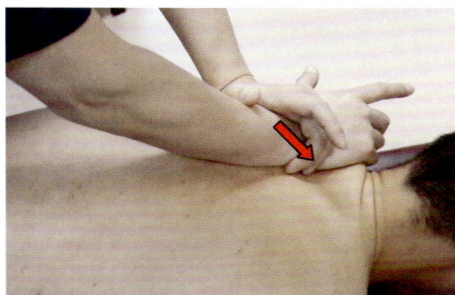

图15－26　发力方向

4. 俯卧位双手顿挫法

体位：患者俯卧位，术者站于患者任意一侧。

手型：双手自然伸开，双手小鱼际尺侧缘置于两侧胸椎小关节处（图15-27）。

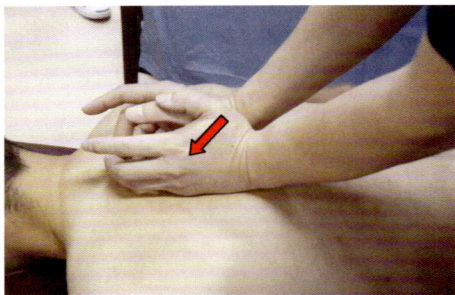

发力部位：双手小鱼际、前臂肌群、胸大肌。

发力方向：与地面成45°斜向下（图15-27）。

手法操作：患者俯卧位于整脊床上，双手自然放于体侧，术者站于患者任意一侧，术者双手小鱼际尺侧缘置于需调整胸椎两侧的小关节处，令患者深吸气，当患者深呼气末的瞬间，双手顿挫用力，完成矫正，往往可闻及弹响声。

图15-27　术者手型及发力方向

5. 俯卧位旋转顿挫法（以左侧为例）

体位：患者俯卧位，术者站于患者左侧。

手型：左手拇指置于需调整胸椎小关节处，其余四指自然伸直，右手掌根叠放于左手拇指上（图15-28）。

发力部位：左手拇指，前臂肌群。

发力方向：垂直向下（图15-29）。

手法操作：患者俯卧位于整脊床上，双手自然放于体侧，术者站于患者左侧，医者左手拇指置于需调整胸椎小关节处，其余四指自然伸直放于患者胁肋部，右手掌根叠放于左手拇指上，固定完毕后拇指顺时针旋转90°，同时双手向下顿挫发力，往往可闻及弹响声。

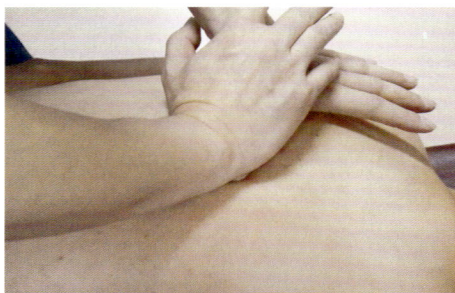
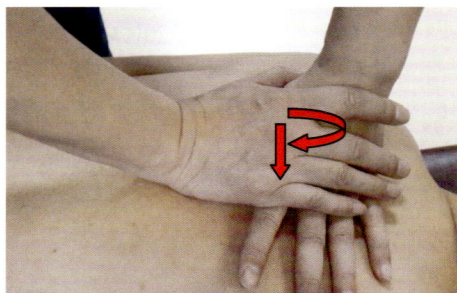

图15-28　术者手型　　　　　　　　　　　图15-29　发力方向

6. 侧卧位扳肩推胸法（以左侧为例）

体位：患者右侧卧位，面朝术者。

手型：右手自然伸展，中指抵住患椎左侧，左手抵住患者左肩前面（图15-30）。

发力部位：左手及左上肢。

发力方向：向后（图15-31）。

手法操作：患者右侧卧位于整脊床上，面朝术者，术者将右手中指抵住患者患椎左侧，左手抵住患者左肩前部，左手向后推动肩关节，使力作用点逐渐抵达右手抵住患椎处，此时术者左手予以瞬间推动肩关节，往往可闻及弹响声。

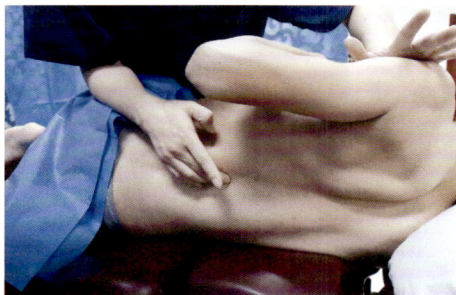

图 15 – 30　术者手型

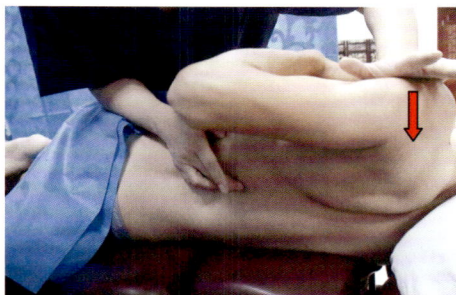

图 15 – 31　发力方向

7. 坐位胸椎提拉法

体位：患者坐位，双手抱头，术者站于患者身后。

手型：术者双手从患者腋下穿过，在其颈项部握住患者腕部（图 15 – 32）。

发力部位：胸大肌。

发力方向：沿脊柱纵轴方向（图 15 – 33）。

手法操作：患者坐位，双手抱头，术者站于患者身后膝关节微屈略下蹲，胸部紧贴患者背部，术者双手从患者腋下穿过，在其颈项部握住患者腕部，嘱患者挺胸，并充分放松，术者沿患者脊柱纵轴方向向上牵引，待达到稳定时瞬间提拉，往往可闻及弹响声。

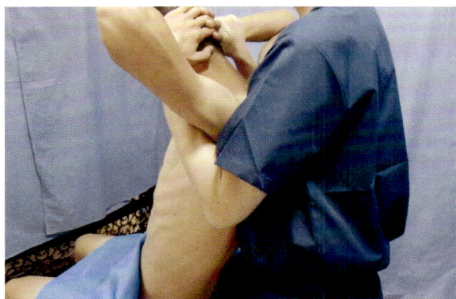

图 15 – 32　术者手型

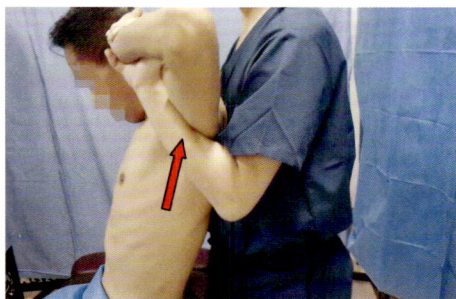

图 15 – 33　发力方向

8. 坐位膝顶法

体位：患者坐位，双手抱头，术者站于患者后侧。

手型：术者双手置于患者肩部，一侧膝关节顶住患椎（图 15 – 34）。

发力部位：膝关节。

发力方向：向前及向上（图 15 – 34）。

手法操作：患者坐位，双手抱头，术者弓步站于患者身后，一侧膝关节顶住患椎处，嘱患者充分放松，双手扶拉患者双肩，待有固定感时突然向后扳拉双肩，同时膝关节对患处顶按，往往可闻及弹响声。

9. 坐位背拉法

体位：患者坐位，双手抱头，术者站于患者后侧，背对患者。

手型：术者双手从上穿过患者腋下，双手伸直平放于患者胁肋部，术者腰骶部抵住患者背部（图15-35）。

发力部位：腰部。

发力方向：后上方（图15-35）。

手法操作：患者坐位，双手抱头。医者站于患者后侧，背对患者，术者双手从上穿过患者腋下，双手伸直平放于患者胁肋部，术者腰骶部抵住患者背部，向后上方提拉，待有固定感时，腰骶部瞬间发力，可闻及弹响声。

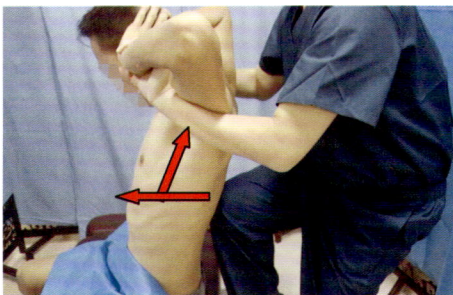

图15-34 术者手型及发力方向　　图15-35 术者手型及发力方向

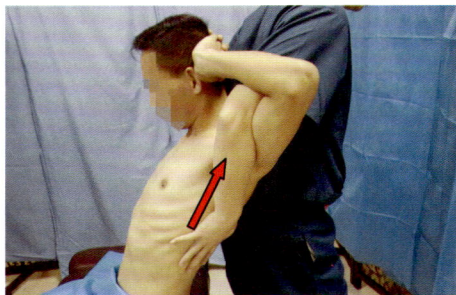

三、腰椎手法

适应证：腰椎间盘突出症、腰椎管狭窄症、腰椎失稳症、腰椎小关节紊乱征。

1. 腰椎侧卧位旋扳手法——腿部发力（以左侧为例）

体位：患者右侧卧位，右腿伸直，左腿屈曲，上身尽量垂直于床面，减少肩部的旋转，右前臂搭于前胸部，左臂自然后背，保证脊柱位于一条线上，术者以左脚在前半弓步立于患者腹侧。

手型：右手中指、无名指紧扣于患者腰椎棘突右侧，术者右大腿股四头肌部按压患者屈曲的大腿，左手掌根按压患者左肩部（图15-36）。

发力部位：右股四头肌。

发力方向：术者右下肢向下带动患者腰部沿纵轴向前旋转（图15-37）。

手法操作：患者右侧位卧于整脊床，右下肢伸直，左下肢屈曲，术者左手稳定患者左肩，右前臂抵住患者左臀部，右小腿前侧抵住患者屈曲的左下肢，右前臂及右股四头肌靠身体重力带动患者躯体下部沿纵轴向前旋转，当旋转至最大生理角度时，股四头肌施加预载荷力，使脊柱旋转至生理角度极点，在此基础上股四头肌向患者右大腿外侧施加向下的压力，往往可闻及弹响声。

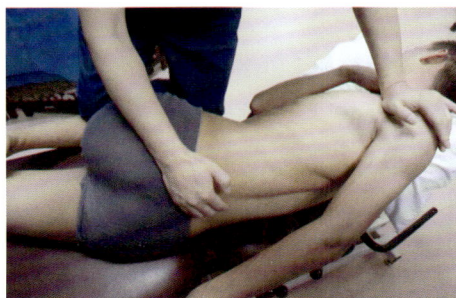

图 15 – 36   术者手型

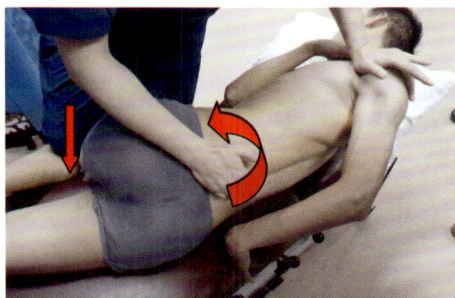

图 15 – 37   发力方向

2. 腰椎侧卧位旋扳手法——肘部发力 （以左侧为例）

体位：患者右侧卧位，右腿伸直，左腿屈曲，患者上身尽量垂直于床面，减少肩部的旋转，右前臂搭于前胸部，左臂自然后背，保证脊柱位于一条线上，术者以左脚在前半弓步立于患者腹侧。

手型：右前臂近肘部 1/3 与患者右臀骶部接触，左手掌根按压患者左肩部 （图 15 – 38）。

发力部位：右前臂近肘部 1/3。

发力方向：患者躯体下部沿纵轴向前旋转 （图 15 – 39）。

手法操作：患者右侧位卧于整脊床，右下肢伸直，左下肢屈曲，术者左手稳定患者左肩，右前臂抵住患者左臀部，右前臂带动患者躯体下部沿纵轴向前旋转，当旋转至最大生理角度时，胸大肌收缩施加预载荷力，使脊柱旋转至生理角度极点，在此基础上胸大肌瞬间收缩发力，往往此时可闻及弹响声。

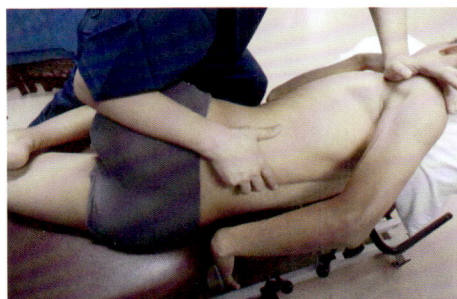

图 15 – 38   术者手型

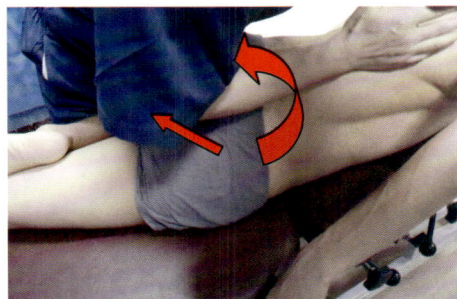

图 15 – 39   发力方向

3. 坐位腰椎旋推法 （以左侧为例）

体位：患者坐位，双腿自然分开，右手置于枕骨后方，左手搭于右肩，左肘贴于胸壁，术者坐于患者侧后方。

手型：术者右臂穿过患者右侧腋下，右手搭于患者左肩，左手置于腰椎棘突左侧（图 15 – 40）。

发力部位：右侧肩部肌肉及左手拇指。

发力方向：右肩关节带动患者腰椎旋转，左手大拇指给予向右的推力 （图

15 - 41）。

手法操作：患者坐位，双腿自然分开，右手置于枕骨后方，左手搭于右肩，左肘贴于胸壁，术者坐于患者右后方，右上肢穿过患者右侧腋下，右手搭于患者左肩，左手置于需调整腰椎棘突左侧，并保持其上身直立，术者右肩关节带动患者腰椎旋转，达到锁定感时，左手大拇指给予向右的推力，往往可闻及弹响声。

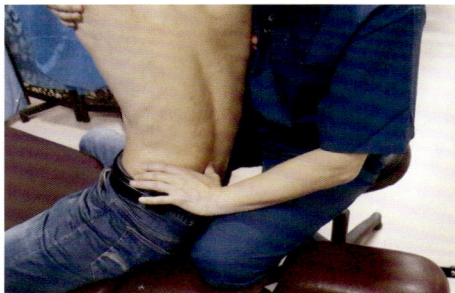

图 15 - 40　术者手型

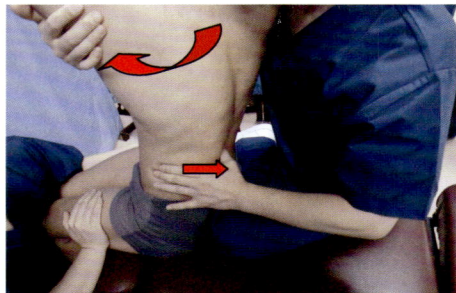

图 15 - 41　发力方向

4. 坐位推肩腰椎旋转法（以左侧为例）

体位：患者坐位，双腿自然分开，双手搭肩，肘关节贴于胸壁。

手型：术者位于患者后方，身体保持直立，左手搭于患者左肩，右手搭于患者右肩（图 15 - 42）。

发力部位：肩部肌肉。

发力方向：左手发力时推左侧肩部顺时针旋转（图 15 - 43）。

手法操作：患者坐位，双腿自然分开，双上肢既然交叉且双手搭于对侧肩部，肘关节贴于胸壁，术者位于患者后方，身体保持直立，左手搭于患者左肩，右手搭于患者右肩，助手固定患者双下肢。患者头部保持直立，并靠于术者前胸壁。发力时左手推左侧肩部使躯体顺时针旋转，达到锁定感时再施予一个瞬时旋转力，往往可闻及弹响声。

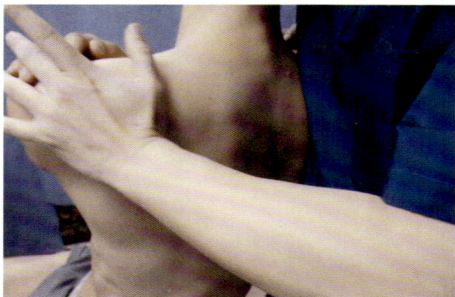

图 15 - 42　术者手型

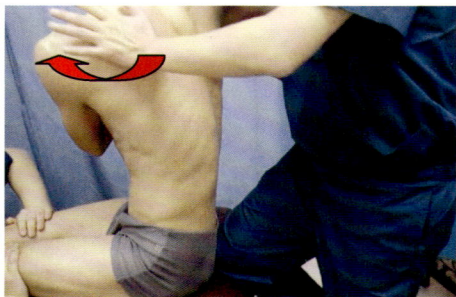

图 15 - 43　发力方向

5. 坐位腋下腰椎旋转法（以右侧为例）

体位：患者坐于整脊床上，双腿自然伸直，上身直立，右手置于前胸壁，左手搭于右肩，术者位于患者后方。

手型：术者左手绕过患者左侧腋下搭于左肩前方，右手掌抵于患者右肩后方（图15－44）。

发力部位：肩部肌肉。

发力方向：术者右手推患者右肩使患者上半部躯体逆时针旋转（图15－45）。

手法操作：患者坐于整脊床上，双腿自然伸直，上身直立，左手置于前胸壁，右手搭于右肩，术者位于患者后方，身体保持直立，左手绕过患者左侧腋下搭于左肩前方，右手掌抵于患者右肩后方，术者右手推患者右肩使患者上半部躯体逆时针旋转，达到锁定感时再施予一个逆时针的瞬时推力，往往可闻及弹响声。

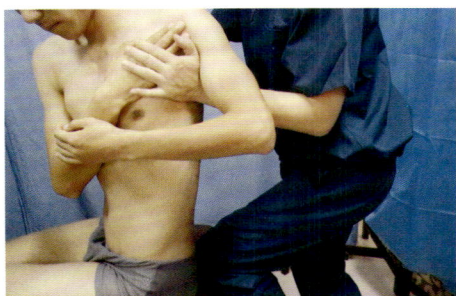

图15－44 术者手型 图15－45 发力方向

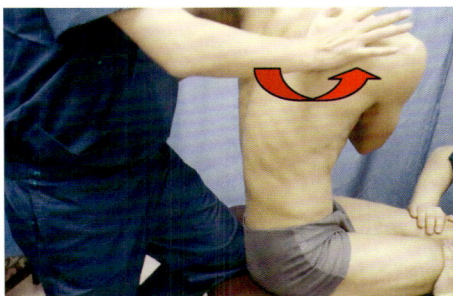

四、骶髂关节手法

适应证：骶髂关节炎、骶髂关节扭伤等。

1. 骶髂关节侧位顿压法（以左侧为例）

体位：患者右侧卧位，右下肢伸直，左下肢屈髋屈膝，左足背置于右膝腘窝后侧，左上肢自然屈曲放于体侧，右手自然握住左手手腕，术者站于患者面侧，助手牵引右侧下肢。

手型：术者右手掌根置于患者左侧骶髂关节处，左手自然固定患者左侧肩关节（图15－46）。

发力部位：右手掌根。

发力方向：向患者前下方（图15－47）。

手法操作：患者右侧卧位，右下肢伸直，左下肢屈髋屈膝，左足背置于右膝腘窝后侧，左上肢自然屈曲放于体侧，右手自然握住左手手腕，术者站于患者面侧，助手牵引右侧下肢，右手掌根部置于患者左侧骶髂关节处，通过术者右侧胸大肌收缩，对以左侧骶髂关节向前下方发力。

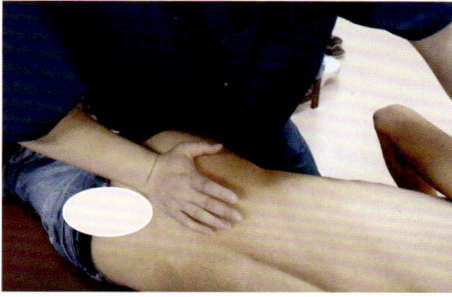

图 15 – 46　术者手型

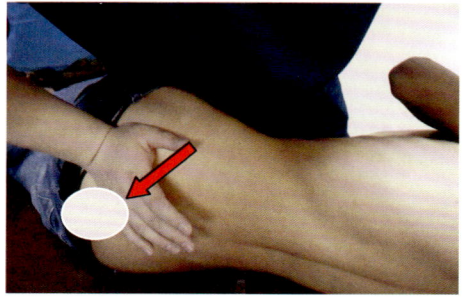

图 15 – 47　发力方向

2. 骶髂关节牵拉顿挫法（以左侧为例）

体位：患者俯卧位，术者立于患者左侧，助手牵引调整侧下肢。

手型：术者右手豌豆骨抵于左侧骶髂关节处，左手掌根叠压在右手掌背侧（图 15 – 48）。

发力部位：双上肢伸肌群。

发力方向：垂直向下（图 15 – 49）。

操作手法：患者俯卧位，术者立于患者左侧，助手牵拉患者左下肢，术右手豌豆骨抵于左侧骶髂关节处，左手掌根叠压在右手掌背侧，嘱患者放松，在助手牵引瞬间，术者予以垂直向下的顿挫力，力量以整脊床落板装置瞬间下落为度。

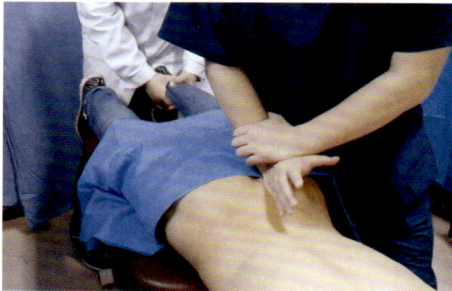

图 15 – 48　术者手型

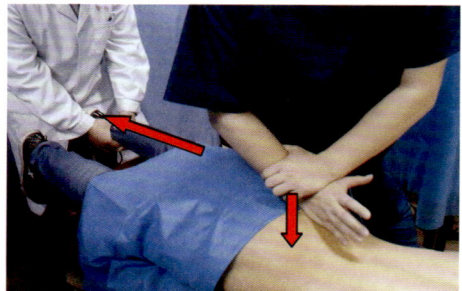

图 15 – 49　发力方向

3. 骶髂关节微伸顿挫法（以左侧为例）

体位：患者俯卧位，术者立于患者左侧。

手型：术者左肘部抵住患者左骶髂关节处，双手握住患者左踝，使左膝屈曲（图 15 – 50）。

发力部位：左肘部，双手。

发力方向：肘部向下，双手向上提拉（图 15 – 51）。

操作手法：患者俯卧位于整脊床，术者左手肘部抵住患者左侧骶髂关节，双手握住患者左侧踝关节，向上提拉，与此同时术者左肘关节予以患者左侧骶髂关节瞬间顿挫力，力量以整脊床落板装置下落为度。

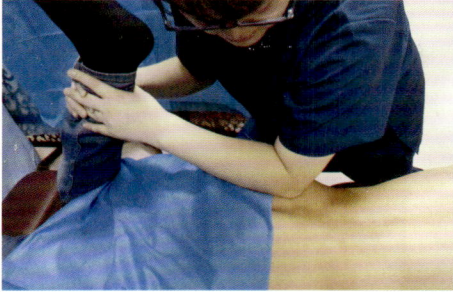

图 15 – 50　术者手型

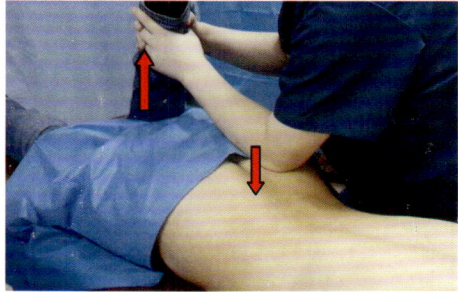

图 15 – 51　发力方向

4. 骶髂关节上肢牵拉法

体位：患者骑跨于整脊床上，骨盆位于整脊床的骨盆板块上，躯体向前屈曲，双上肢向前平举。

手型：术者站于患者前方，双手紧握患者双侧腕部，身体向后微倾，助手固定患者下肢（图 15 – 52）。

发力部位：双侧上肢。

发力方向：沿患者双上肢纵轴方向（图 15 – 53）。

操作手法：嘱患者骑跨于整脊床上，骨盆位于整脊床的骨盆板块上，躯体向前屈曲，双上肢向前平举，术者站于患者前方，双手紧握患者双侧腕部，术者身体向后微倾，当术者双上肢牵引达到极限时，沿患者双上肢纵轴方向瞬间牵拉，以达到矫正目的。

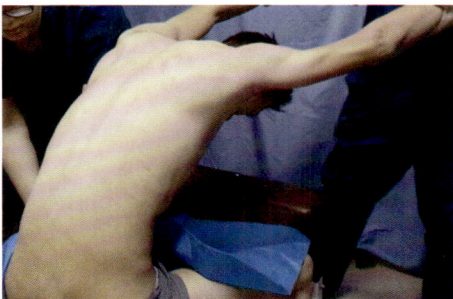

图 15 – 52　术者手型

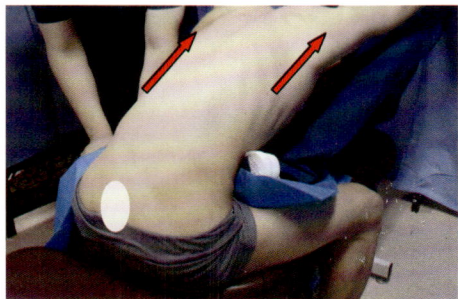

图 15 – 53　发力方向

5. 骶髂关节下肢过伸法（以右侧为例）

体位：患者左侧卧位，左下肢伸直，右下肢屈曲，术者立于患者背侧。

手型：术者左手掌根抵住右侧骶髂关节，右手握住患者右侧踝关节（图 15 – 54）。

发力部位：双上肢。

发力方向：左手推骶髂关节向前方，右手拉右踝关节向后（图 15 – 55）。

操作手法：患者左侧卧位，左下肢伸直，右膝关节自然屈曲，术者立于患者背侧，术者左手抵住患者右侧骶髂关节，右手握住患者右踝关节，左手向前推骶髂关节，右手拉踝关节向后，达到极限时，再予以骶髂关节轻度后伸。

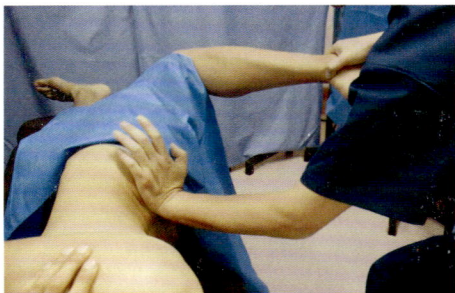
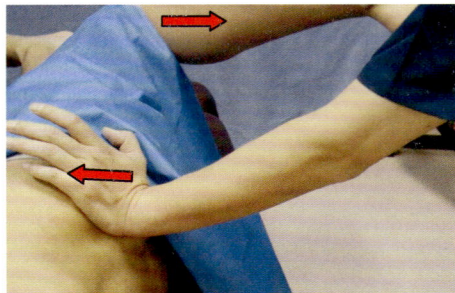

图 15 – 54　术者手型　　　　　　　图 15 – 55　发力方向

五、胸肋关节手法

适应证：胸肋关节扭伤及错位等。

1. 掌根冲压法（以右侧为例）

体位：患者仰卧位，术者立于患者右侧。

手型：术者右手豌豆骨紧贴患者右侧胸肋关节，左手尺侧小鱼际叠压于右手掌背部（图 15 – 56）。

发力部位：双上肢伸肌群，右手掌根为发力点。

发力方向：垂直向下（图 15 – 57）。

操作手法：患者仰卧位于整脊床上，术者立于患者右侧，将右手豌豆骨紧贴患者右侧胸肋关节，左手尺侧小鱼际叠压于右手掌背部，先嘱患者吸气，后嘱其呼气，同时通过术者的上肢和躯体产生的力量，经右手豌豆骨为发力点给予一个垂直向下的快速冲压力，发力后术者掌根迅速离开患者体表。

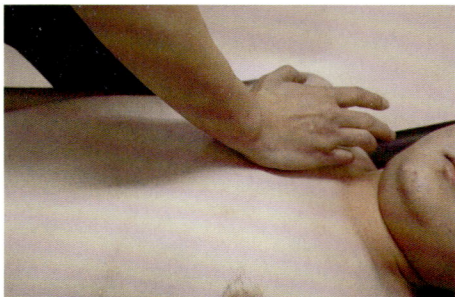
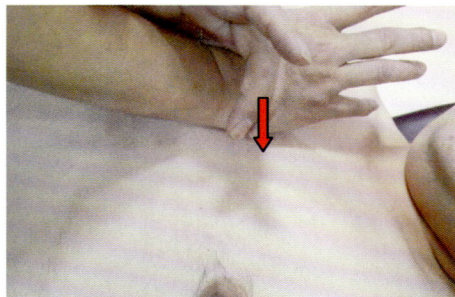

图 15 – 56　术者手型　　　　　　　图 15 – 57　发力方向

2. 双肩被动外展法

体位：患者仰卧位，术者立于患者一侧。

手型：双手掌根紧贴患者双侧肩关节前部（图 15 – 58）。

发力部位：双上肢伸肌群。

发力方向：垂直身体冠状面向下（图15-58）。

操作手法：患者仰卧位，术者立于患者一侧，将双手掌根紧贴患者双侧肩关节前部，先嘱患者深吸气，后随患者呼气，迅速利用上肢伸肌群及躯体前屈力量使肩关节被动外展，矫正胸肋关节。

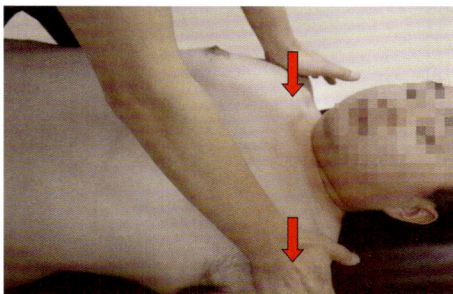

图15-58 术者手型及发力方向

六、肩关节手法（以右肩关节为例）

适应证：冻结肩、肩关节撞击综合征等。

1. 盂肱关节滑动手法

体位：患者仰卧于整脊床上。

手型：双手握于患者肱骨近端（图15-59）。

发力部位：双上肢复合发力。

发力方向：双手推力，沿上肢长轴的持续牵引力（图15-59）。

手法操作：术者站于患者右侧，右上肢外展，术者双手握于患者肱骨近端，术者微曲双膝夹住患肢肱骨远端内外上髁部。在双膝夹住并牵引肱骨的同时，双手从前向后或从后向前推挤肱骨近端，同时使患肩被动外展内收、前屈后伸活动。

2. 外展牵伸法

体位：患者左侧卧位于整脊床上，右侧向上，术者立于患者背侧。

手型：术者右手握住患者腕部，左手虎口部握住肱骨近端（图15-60）。

发力部位：右上肢屈伸肌群。

发力方向：沿右上肢纵轴方向（图15-60）。

手法操作：嘱患者左侧卧位于整脊床上，右侧向上，术者右手手握住患者腕部，将右侧上肢外展，以术者握手掌的手为动点，给予右侧肩关节一牵伸力，并尽可能做外展位上的牵伸运动。

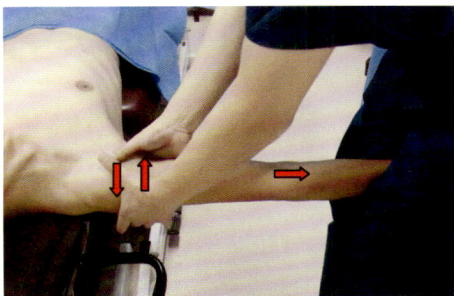

图15-59 手型及发力方向

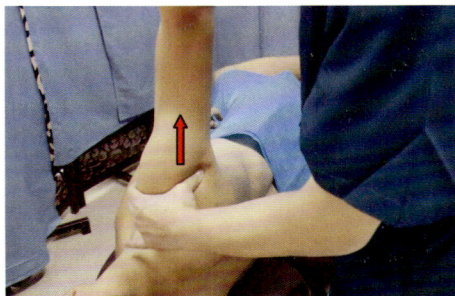

图15-60 手型及发力方向

3. 跨躯体内收外旋法

体位：患者左侧卧位于整脊床上，右侧向上，术者立于患者背侧。

手型：术者右手固定于患者右腕关节处，左手固定于患者右肩关节（图15-61）。

发力部位：术者右手。

发力方向：沿着水平面向内及外（图15-61）。

手法操作：嘱患者左侧卧位于整脊床上，术者立于患者背侧，使患肢屈肘90°并行前屈内收外旋运动，当患者做此运动到最大限度时，术者右手固定患者右腕部，屈曲肘关节，左手握患者肩关节，运用定点和动点双手，使患者肩关节内收外旋。

4. 跨躯体外展内旋法

体位：患者左侧卧位于整脊床上，右侧向上，术者立于患者背侧。

手型：术者左手固定患者右肩关节，右手握住患者右肘部（图15-62）。

发力部位：术者右手。

发力方向：向外及沿背部向左侧（图15-62）。

手法操作：患者左侧卧位于整脊床上，右关节屈曲，术者立于患者背侧，术者左手固定患者右肩关节，左手握住患者右肘部，运用定点和动点双手，使患者右肩关节外展及于患者背侧内旋内收右肩关节。

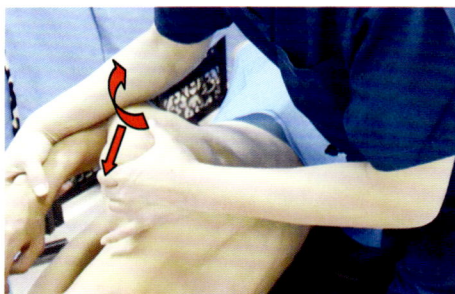

图15-61 手型及发力方向

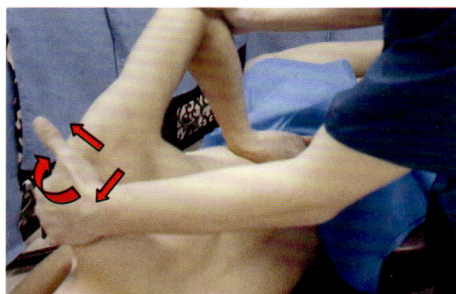

图15-62 手型及发力方向

5. 反手于背归合挤压法

体位：患者左侧卧位于整脊床上，右侧向上，术者立于患者背侧。

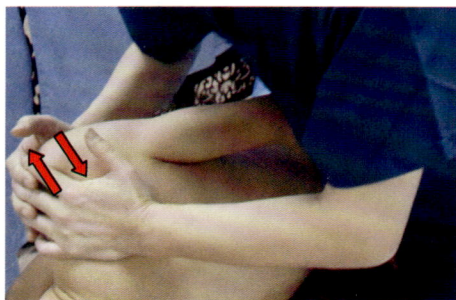

图15-63 手型及发力方向

手型：双手十指交叉，形成半球状紧扣患侧肩关节（图15-63）。

发力部位：双手掌。

发力方向：向前及向后（图15-63）。

手法操作：患者左侧卧位于整脊床上，患肩朝上，术者位于患者背侧。将患侧上肢屈肘并反手于后背，术者侧身面朝患者枕部方向，双手十指交叉，形成半球状紧扣于患侧肩关节，双手的大小鱼际肌紧贴肩关节并同时给予前后一归合力。

七、肘关节手法

适应证：肱骨外上髁炎。

旋牵过伸法（以右侧为例）。

体位：患者仰卧位，术者站于患者右侧。

手型：术者左手放于患者右肘关节后侧，拇指放于肱骨外上髁处，右手握于患者右手（图 15 – 64）。

发力部位：右手瞬间牵拉力，左手由后向前使右肘关节过伸。

发力方向：沿右上肢牵伸方向及左手推力向前（图 15 – 65）。

手法操作：患者仰卧位，术者站于患者右侧，术者左手放于患者右肘关节后侧，拇指放于肱骨外上髁处，右手握于患者右手，先使右肘关节被动屈伸，以滑利关节，当右肘关节屈曲最大时，术者右手使患者前臂极度旋前，并牵伸右肘关节，达伸直位时术者左手关节予以右肘关节过伸，往往可听见"咔哒"响声。

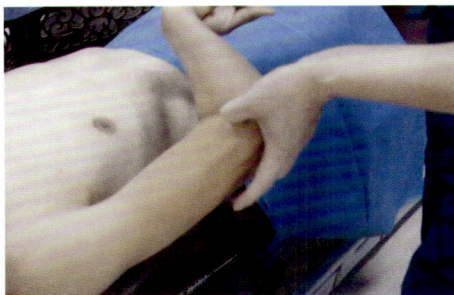

图 15 – 64　术者手型　　　　　　　　　图 15 – 65　发力方向

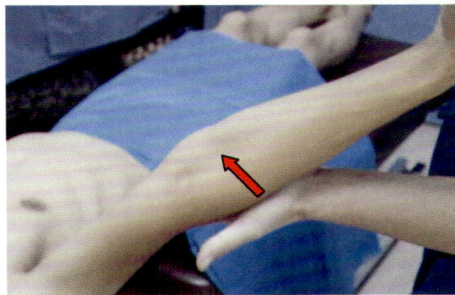

八、髋关节手法

适应证：髋关节炎、髋关节扭伤等。

外展过屈旋牵法（以右侧为例）

体位：患者仰卧于整脊床上，右髋关节适度外展，术者立于患者右侧，右腋下及肘部屈曲夹持患者右踝部。

手型：左手扶住患者右膝关节上方。

发力部位：右侧胸大肌及前臂肌群。

发力方向：沿右下肢纵轴牵伸及屈曲内旋右髋关节。

手法操作：患者仰卧位，右髋关节适度外展，术者右腋下及肘部屈曲夹持患者右踝部，左手扶住患者右膝关节上方，将右下肢外展、牵伸，与此同时行右髋关节极度屈曲，使其达到所需位置时使右髋关节内旋并再次做右髋关节牵伸（图 15 – 66 ~ 图 15 – 68）。

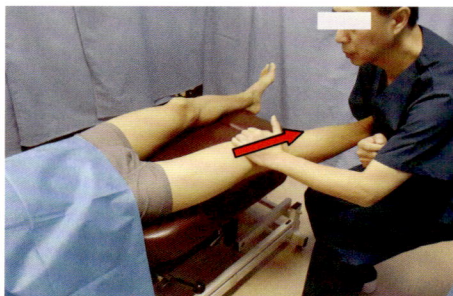

图 15 - 66 牵伸

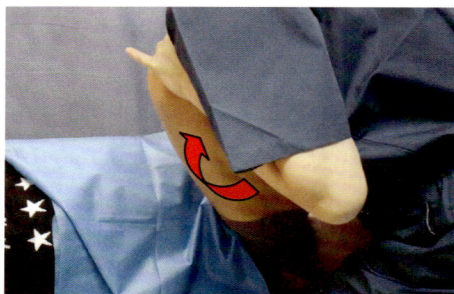

图 15 - 67 屈曲内旋

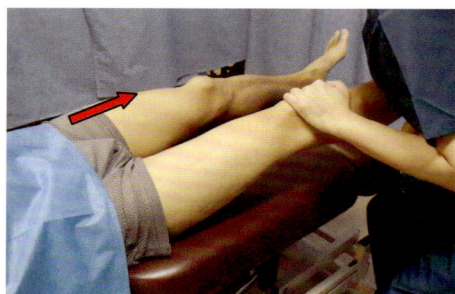

图 15 - 68 再次牵伸

九、膝关节手法

适应证：膝关节骨关节炎、膝外翻、膝内翻、膝关节强直等。

1. 膝关节过伸手法（以右侧为例）

体位：患者仰卧位于整脊床上，术者立于右侧。

手型：术者右手握患者踝关节上方，左手放于髌骨上方。

发力部位：左手压力向下，右手拉力向上。

发力方向：垂直向上及向下。

手法操作：患者仰卧位于整脊床上，术者立于右侧，术者左手握患者踝关节上方，右手虎口放于髌骨上方，令患膝进行主动屈伸活动 2 次，当患者膝关节主动伸直至最大角度时，术者右手用力拉患侧小腿向上，右手垂直下压患者膝关节，利用患者的主动伸屈性及术者过伸牵拉，做快速过伸膝关节（图 15 - 69、图 15 - 70）。

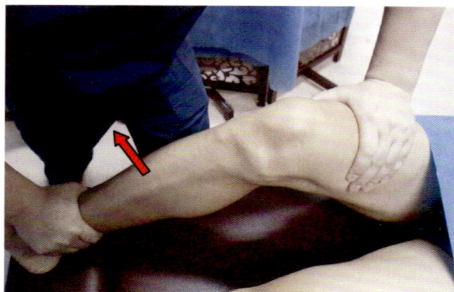

图 15 - 69 主动屈伸膝关节

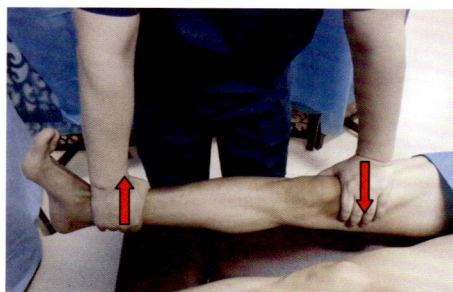

图 15 - 70 被动过伸膝关节

2. 膝关节推髌手法（以右侧为例）

体位：患者仰卧位，术者立于患者右侧。

手型：术者双手拇指固定于髌骨外侧（图 15 – 71）。

发力部位：双手拇指。

发力方向：向内侧（图 15 – 72）。

手法操作：患者仰卧位于整脊床上，术者立于患者右侧，于患膝关节周围先行拿、揉、㨰法，充分松解膝关节周围的肌肉和韧带，再行拔伸弹拨法，在牵引的状态下，对膝关节后的肌肉和韧带行弹拨法，双手拇指指腹抵住右膝关节髌骨外侧由外向内推挤。

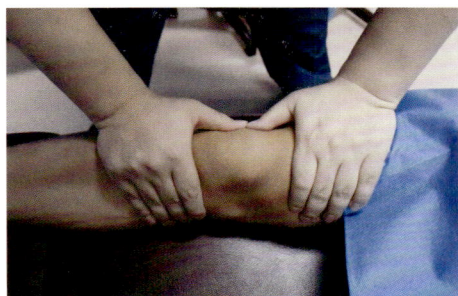

图 15 – 71　术者手型

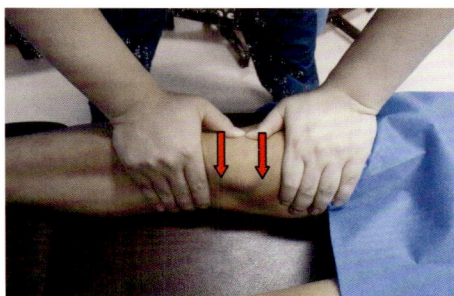

图 15 – 72　发力方向

十、踝关节手法

适应证：踝关节骨关节炎、创伤性关节炎、侧副韧带损伤、踝关节扭伤等。

踝关节摇拔戳手法（以左侧为例）

体位：患者仰卧位于整脊床上，踝部悬空于床外，术者坐于左侧足底处。

手型：右手握住左足前侧，左手握住足跟且拇指按住疼痛部位（图 15 – 73）。

发力部位：上肢屈肌群，握足跟手的拇指。

发力方向：下肢纵轴牵引力，拇指戳按力与损伤韧带走行垂直（图 15 – 74）。

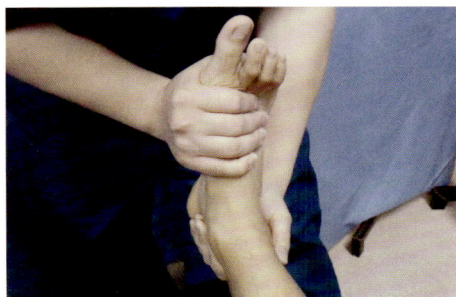

图 15 – 73　术者手型

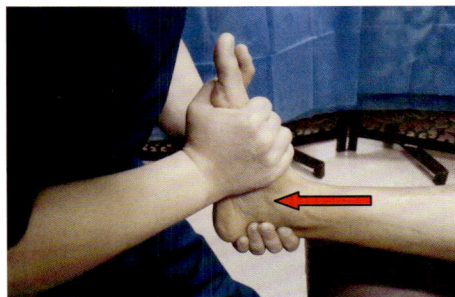

图 15 – 74　纵向牵引

手法操作：患者仰卧位，术者坐于患者足底侧，用右手紧握左侧足跗部外侧，左手托住足跟，双手配合并向下牵引，带动踝关节做被动屈伸运动 3～5 次，牵引下双手带动踝关节做顺时针摇晃环转运动，外翻外旋以拉宽踝关节内侧间隙，左手拇指对外侧韧带行按揉、弹拨，此时维持牵引，再将踝关节内翻内旋以拉宽踝关节外侧间隙，先使右踝关节内翻跖屈，术者双手拇指指尖置于外踝前下部，再将踝关节背伸外翻，同时双手拇指发力戳按外踝下部，如此操作 2～3 次（图 15－75、图 15－76）。

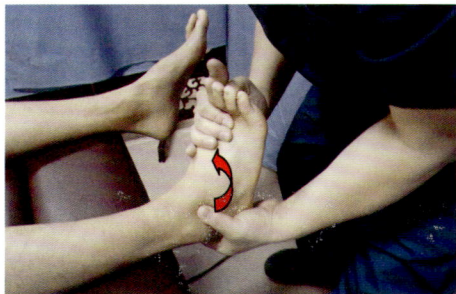

图 15－75　内翻踝关节　　　　　　　　　　图 15－76　外翻踝关节

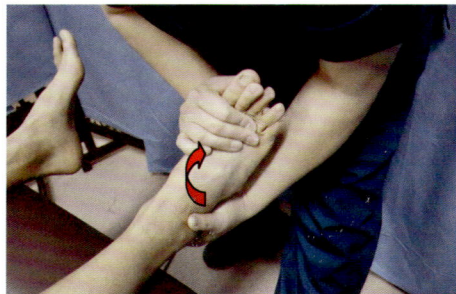

第十六章 临床病案

第一节 神经根型颈椎病

1. 病例介绍

患者女性，56岁，主诉：颈肩部伴右上肢间断疼痛2周。患者2周前劳累后出现颈肩部疼痛伴右上肢疼痛，以上臂及前臂桡侧为甚。为求进一步系统诊疗，于2017年6月26日以"颈椎病"入我院骨科住院治疗。入院时患者症见：颈肩部疼痛伴右上肢疼痛，以上臂及前臂桡侧为甚，低头伏案时症状加重，纳好，夜寐欠安，二便调。否认其他病史，否认外伤史。专科查体：颈椎生理曲度变直；颈部肌肉紧张，双侧斜方肌中点、胸锁乳突肌压痛，双侧肩胛内侧缘压痛，双侧肩胛骨内上角压痛；双上肢皮肤感觉无明显异常；右臂丛神经牵拉试验阳性；左侧阴性，击顶试验阳性；双侧颈前屈旋转试验阴性；左手握力Ⅴ级，右手握力Ⅳ级；颈椎活动度：前屈15°，后伸10°，左屈10°，右屈10°，左旋10°，右旋10°；掌颌反射阴性；双侧肱二头肌腱反射、肱三头肌腱反射、桡骨膜反射对称引出；双侧霍夫曼征阴性。双侧膝、跟腱反射对称引出；双髌、踝阵挛阴性，双巴宾斯基征阴性。VAS评分：6分。入院后完善检查，诊断为：神经根型颈椎病（C4/5、C5/6）。

2. 影像资料与分析

阅读影像资料，正位X线片显示颈椎略有侧弯，钩椎关节轻度增生，侧位片显示颈椎生理曲度变直，于C5/6处形成反弓，平C4/5、C5/6椎间隙项韧带骨化，C4/5椎间隙明显变窄及椎体后缘骨赘形成，提示存在颈椎间盘突出（图16-1）。颈椎过伸位X线测量C4/5角度2.90°、C5/6角度3.74°，过屈位X线测量C4/5角度2.97°、C5/6角度3.90°，提示颈椎无明显失稳（图16-2、图16-3），颈椎左右斜位X线提示C4/5、C5/6右侧椎间孔较窄（图16-4、图16-5）。从颈椎MRI中可以看到C4/5、C5/6椎间盘突出，且C4/5右侧突出较重，导致神经根通道狭窄（图16-6、图16-7）。结合颈椎CT及三维立体重建，可以明确骨化韧带的位置，并进一步明确C4/5、C5/6右侧椎间孔神经通道狭窄（图16-8~图16-12）。

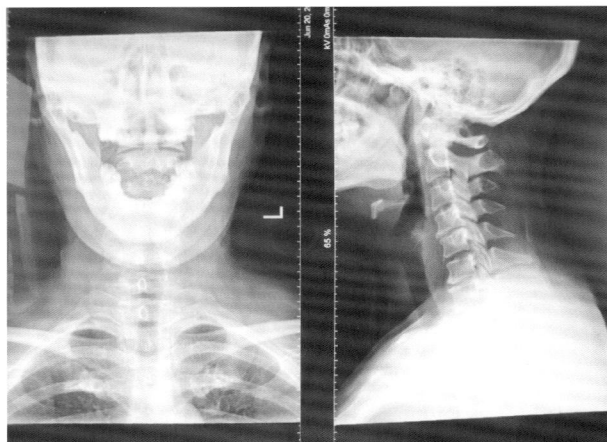

图 16 - 1　颈椎正侧位

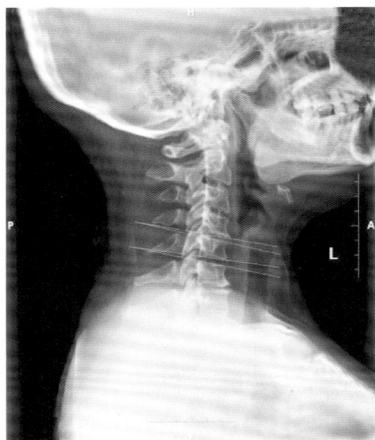

图 16 - 2　颈椎过伸位

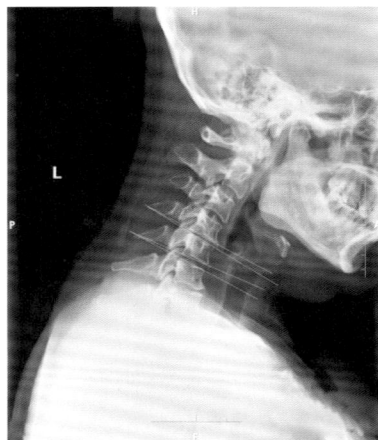

图 16 - 3　颈椎过屈位

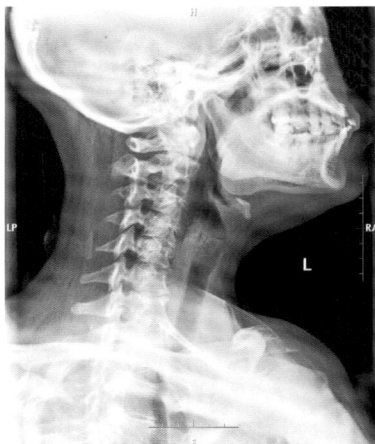

图 16 - 4　颈椎左斜位

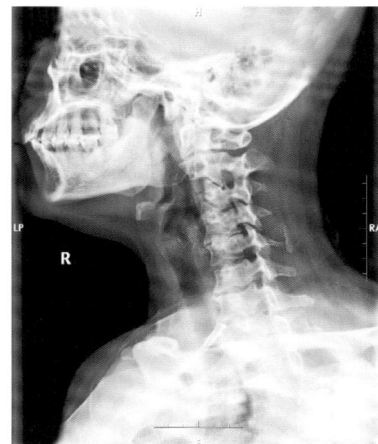

图 16 - 5　颈椎右斜位

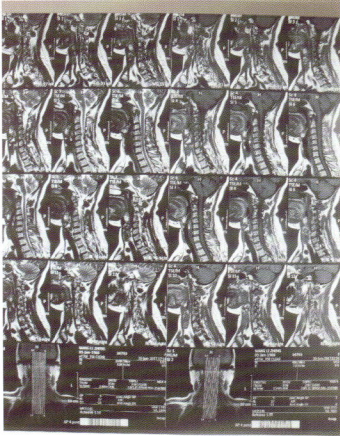

图 16 - 6   颈椎 MRI

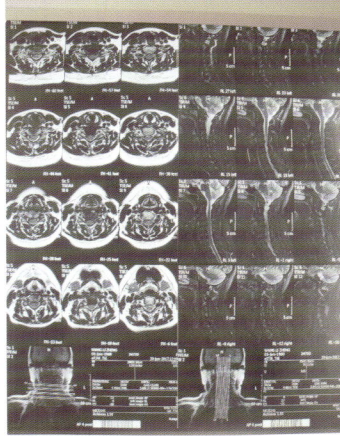

图 16 - 7   颈椎 MRI

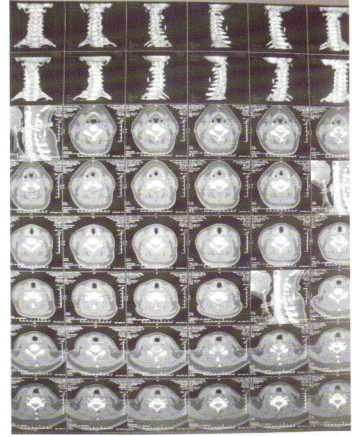

图 16 - 8   C3/4、C4/5、C5/6
CT 薄扫

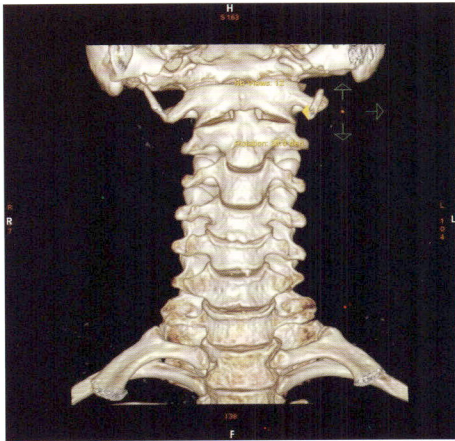

图 16 - 9   颈椎三维重建前后位（术前）

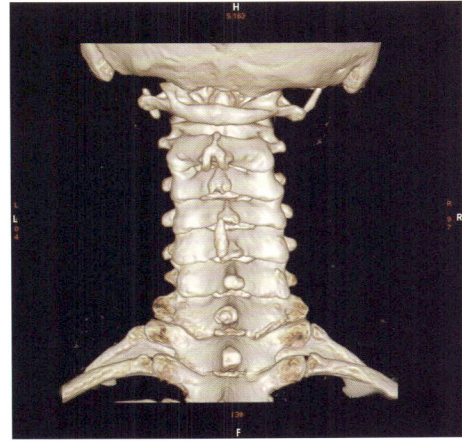

图 16 - 10   颈椎三维重建后前位（术前）

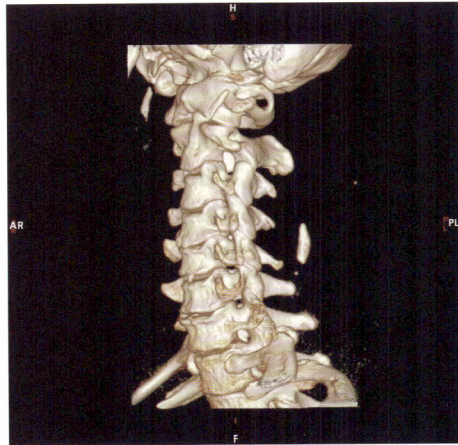

图 16 - 11   颈椎三维重建左前位（术前）

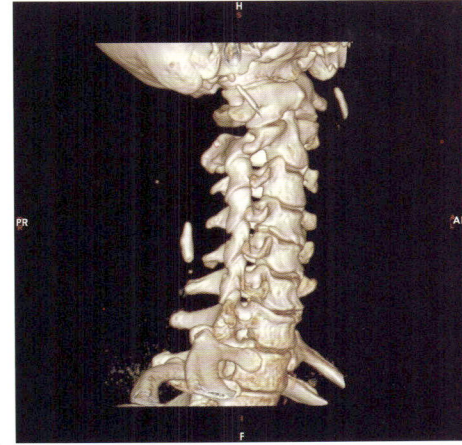

图 16 - 12   颈椎三维重建右前位（术前）

3. 整脊手法治疗

患者坐位,先行颈肩部肌肉放松手法,然后嘱患者仰卧于治疗床上,枕后垫一高枕,双上肢自然放于体侧,术者半蹲或坐于患者头部稍偏右后侧,术者右手五指自然伸开,中指指尖桡侧放于C4/5关节突关节处,无名指侧放于后方,拇、食指固定患者下颌部,右手掌与左手夹持患者头部两侧,两手配合先使颈部向右侧屈至有阻力感,再沿头颈轴向施以牵引力,双手带动患者头部向左侧旋转至最大生理角度,施加预载荷,使旋转角度达到生理角度极点,当中指感到阻力感时,中指及无名指指尖向颈部左前方,瞬间推挤闪动发力,使颈部轻度过伸至亚生理活动区,此时往往可闻及弹响声,矫正完毕后,可予轻力量行颈椎纵向牵引数次,再嘱患者佩戴颈托。

4. 治疗经过

患者住院期间以放松颈肩部肌肉手法为主,隔日行此矫正手法一次,患者住院12天,经治疗颈肩部伴右上肢疼痛明显缓解,VAS评分由6分降至2分,查体:右臂丛神经牵拉试验弱阳性;击顶试验阴性;双手握力V级;颈椎活动度:前屈40°,后伸25°,左屈30°,右屈30°,左旋30°,右旋30°。并予以复查颈椎CT+三维立体重建(图16-13~图16-16)。

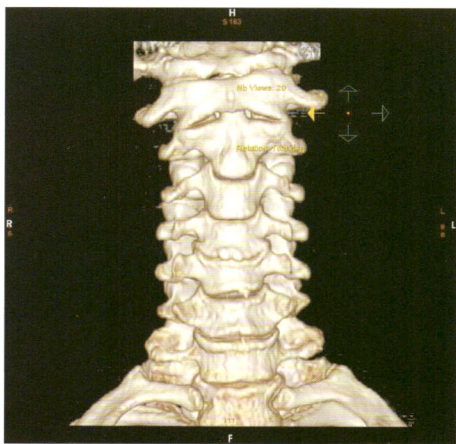

图16-13 颈椎三维重建前后位(术后)

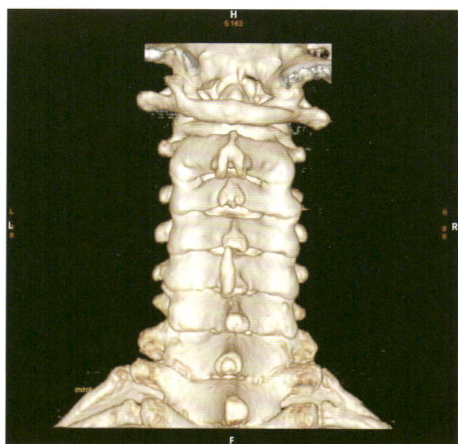

图16-14 颈椎三维重建后前位(术后)

5. 手法解析

颈椎是一个具有三维自由度的功能性关节,可以做多轴向旋转和平移的复杂耦合运动。颈椎疾病的始因和演变环节中,动静力平衡失调及由此而产生的内力负反馈调节机制,始终是重要因素之一。颈椎静力平衡是指椎间盘髓核的张力、关节突关节和钩椎关节的压力之间的平衡,此平衡可保持椎间关节的稳定,并协调控制颈部肌群的外在动力平衡。颈椎在额状轴、矢状轴、垂直轴上的前屈后伸、左右侧屈和旋转运动除依赖于椎间盘的功能外,与颈椎关节突关节有密切关系,且关节突关节主控颈椎的屈伸和旋转运动,此案例术前、术后颈椎三维重建可以看出颈椎序列排列较前好转,颈椎椎间孔横截面积较前略显宽大。

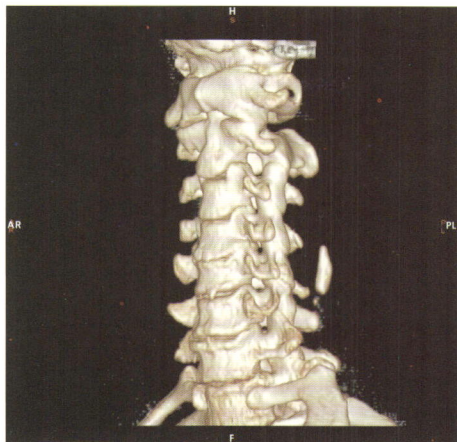

图 16 – 15　颈椎三维重建左前位（术后）　　图 16 – 16　颈椎三维重建右前位（术后）

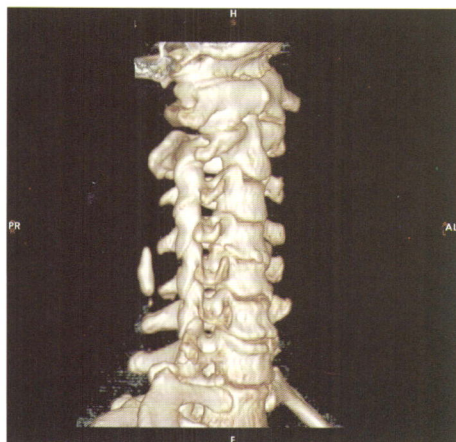

此手法为定点侧屈旋扳手法，源于美式整脊技术，需要高度的感觉－运动功能的相互反馈、协调方能完成，治疗过程中，在将患者颈椎侧屈及旋转至最大限度时，已将患者颈椎彻底锁定，处于稳定状态，此时实施瞬间闪动力，一是术者操作更加安全，二是可以使患者不必过于紧张。已有学者生物力学研究分析显示，该手法在一定程度上可以使椎间隙加宽、后纵韧带紧张，有利于已突出的纤维组织消肿、回纳；还可以减轻钩椎关节以及椎后小关节骨刺的刺激，解放嵌顿的关节滑膜，以达到恢复内源性稳定的作用。同时，牵拉颈部肌肉将作用力传递至深层的椎体、椎间盘以及周围的软组织上，可缓解颈部肌肉及韧带的累积劳损，松解局部的筋膜粘连，重新建立颈部软组织对颈椎的支持以及保护平衡，从而恢复颈椎的外源性稳定，内外源性稳定，以达到"筋骨并重"的治疗目的。

第二节　胸椎小关节紊乱征

1. 病例介绍

患者，曹某，男，62 岁，主诉后背部疼痛 5 天。患者 5 天前受凉后出现后背部疼痛，活动时加重，转侧翻身时痛甚，行口服"非甾体止痛药"后疼痛缓解，自于外院行"针刺"及自行拔罐治疗后症状均未见缓解，遂来院就诊，入院时症见：后背疼痛，活动时加重，无上肢麻木疼痛，无踏棉絮感，无胸痛、胸闷、憋气，无咳痰、咳嗽，无呼吸困难，纳可，寐欠安，二便可。

专科检查：胸椎肌肉紧张，胸 3/4 棘间至胸 9/10 棘间及其两侧旁开 1.5cm 处压痛，仔细触诊可扪及胸 6、7 棘突略偏歪，并于棘突两侧触及明显压痛。两侧冈上肌、冈下肌、斜方肌中点、胸锁乳突肌压痛，双上肢皮肤感觉无明显减弱；双臂丛神经牵拉试验阴性，击顶试验阴性，双手握力Ⅴ级，右手握力Ⅴ级；胸廓挤压试验阴性；双侧肱二头肌腱反射、肱三头肌腱反射、桡骨膜反射对称引出，双霍夫曼征阴性。VAS

145

评分：8分。

辅助检查：血常规，正常；肿瘤五项，未见异常；风湿四项，血沉34.0mm/h；心电图（外院，2017-7-4），正常心电图。结合影像检查，入院诊断：胸椎小关节紊乱征。

2. 影像资料与分析

胸椎 MRI 矢状位示：胸椎间盘无明显突出，胸椎管无狭窄；胸椎 MRI 轴位示：存在胸椎小关节退变（图16-17、图16-18）。

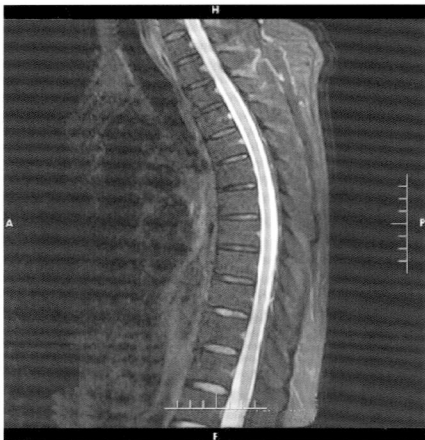

图16-17　胸椎 MRI 矢状位　　　　　　图16-18　胸椎 MRI 轴位

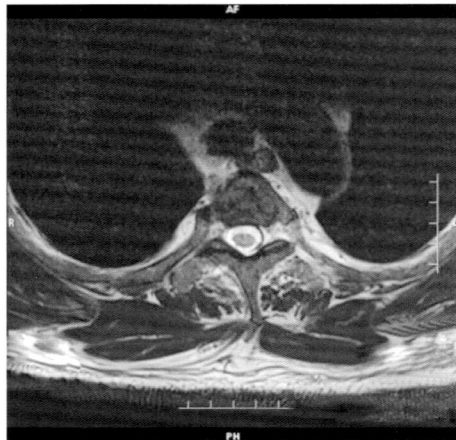

3. 整脊手法治疗

体位：患者俯卧位，术者站立位于患者体侧。

手型：双手自然伸开，暴露掌根处。

发力部位：双手掌根。

发力方向：与地面成45°斜向下。

手法操作：患者俯卧于整脊床上，双手自然放于扶手处，术者站立于患者体侧，左右以术者舒适为宜，术者双手掌根放于需要调节的棘突旁两侧的小关节突处，令患者吸气，在患者吸气末的瞬间，双手在下压的同时相对发力，完成顿挫手法。

4. 治疗经过

该患者经过1次矫正治疗后 VAS 降至3分，经过2次手法矫正治疗后疼痛症状消失。查体：胸椎肌肉无紧张，T3/4 棘间至 T9/10 压痛棘间无压痛，两侧旁开1.5cm 处无压痛，两侧冈上肌、冈下肌、斜方肌中点、胸锁乳突肌无压痛，双上肢皮肤感觉无明显减弱；双臂丛神经牵拉试验阴性，击顶试验阴性，左手握力Ⅴ级，右手握力Ⅴ级；胸廓挤压试验阴性；双侧肱二头肌腱反射、肱三头肌腱反射、桡骨膜反射对称引出，双霍夫曼征阴性。VAS 评分：1分。

5. 手法解析

在施行手法之前，精细的触诊查体是关键，目的是发现患者之所苦，也就是需矫正的椎体。本手法以患者偏歪棘突为发力点，发力方向与患者椎体偏移的方向相反，发力为短促冲力。在下压的同时发力顿挫，对于矫正胸椎关节紊乱有良好效果。操作此手法时一定配合患者的呼吸，当患者达到最大吸气末时方可应用顿挫发力，注意老年及骨质疏松症患者尽量慎用或避免应用此手法。

双掌按压法在临床主要用于治疗胸椎小关节紊乱等胸椎疾患，因疗效快捷而广泛应用。有两种学术观点认为在最后按压时患者保持在呼气末或吸气末，本文采用的手法是于吸气末发力。有学者报道利用压力检测系统来实时显示并记录术者在使用胸椎双掌按压法作用于受试者胸背部时，存在于术者手掌与其胸背皮肤之间的压力变化情况。按压手法分别于受试者的吸气末和呼气末进行，以"咔哒"声响作为胸椎掌按压法成功的标志，最终得出于呼气末进行按压时的按压力明显大于吸气末的结论，故提示在吸气末时操作手法最安全。

第三节　腰椎小关节紊乱征

1. 病例介绍

患者，钟某，女，53 岁，主诉：腰部疼痛伴活动受限 3 天。患者 3 天前劳累后出现腰部疼痛伴活动受限，经休息后症状未见缓解，自行"膏药"外用后症状略减轻，为求进一步系统诊治由门诊经查以"腰椎小关节紊乱征"收住院。入院时患者症见：腰部疼痛，活动受限，弯腰翻身困难，行走时被动前屈体位，无下肢疼痛麻木，纳可，寐尚可，二便调。脂肪肝病史，未系统治疗。甲亢病史，诉经积极治疗后甲状腺功能正常。专科检查：腰椎生理曲度变浅；腰椎肌肉紧张，L3/4 棘间至 L5/S1 棘间及右侧旁开 1.5cm 处压痛，双侧梨状肌无压痛。鞍区及双下肢皮肤感觉无明显减弱；直腿抬高试验均 70°，加强试验阴性，双"4"字试验阴性，双足踇背伸肌力 V 级；腰椎活动度：前屈 30°，后伸 5°，左屈 10°，右屈 10°，左旋 10°，右旋 10°；双膝、跟腱反射对称引出，双巴宾斯基征阴性。双侧足背动脉搏动可触及，末梢血运好。双侧髌阵挛、踝阵挛阴性。VAS 评分：8 分。入院后完善检查，诊断为：腰椎小关节紊乱征。

2. 影像资料与分析

腰椎 X 光片报告提示：腰椎骨质增生、骨质略疏松，L4/5、L5/S1 椎间盘退变，椎小关节退变，骨盆骨质未见明显异常。经分析从腰椎正位片可以看出 L5 棘突向左侧旋转，左侧椎弓根影变小（图 16 - 19）；侧位片可以看出 L5/S1 椎间隙变窄（图 16 - 20）；过伸过屈位片中未见腰椎失稳（图 16 - 21、图 16 - 22）；左右斜位片中未见腰椎峡部不裂（图 16 - 23、图 16 - 24）。腰椎 MRI 提示：L4/5 椎间盘略退变，L5/S1 椎间盘略向前突出，神经根通道无明显狭窄（图 16 - 25 ~ 图 16 - 27）。

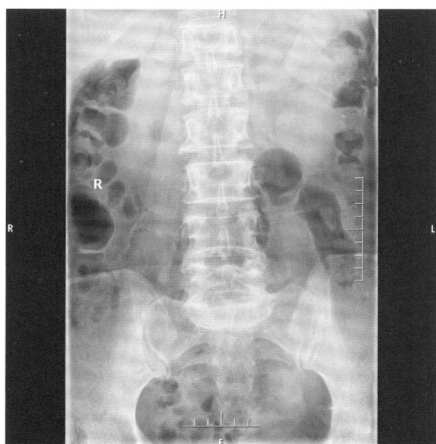
图 16 - 19　腰椎正位

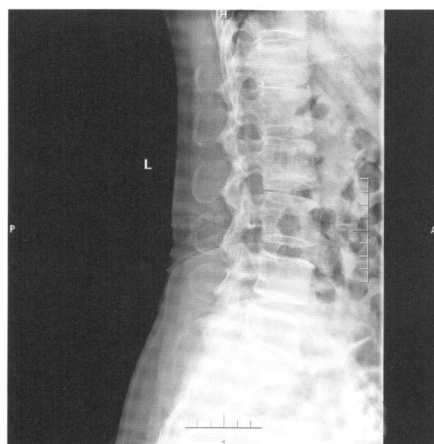
图 16 - 20　腰椎侧位

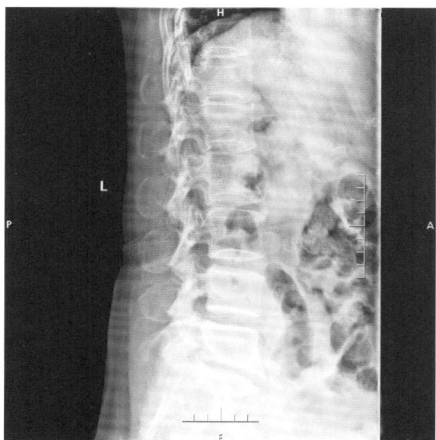
图 16 - 21　腰椎过伸位

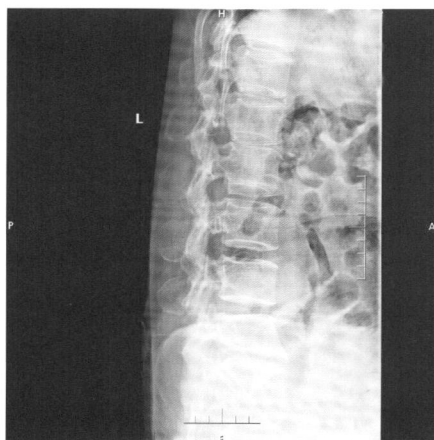
图 16 - 22　腰椎过屈位

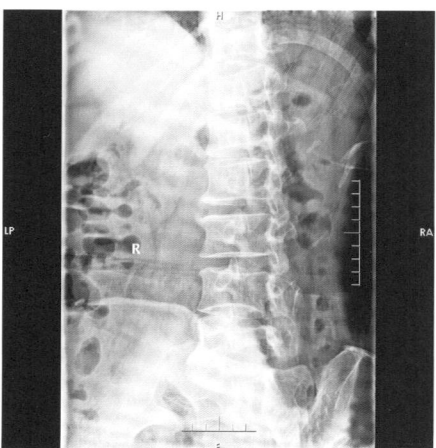
图 16 - 23　腰椎右斜位

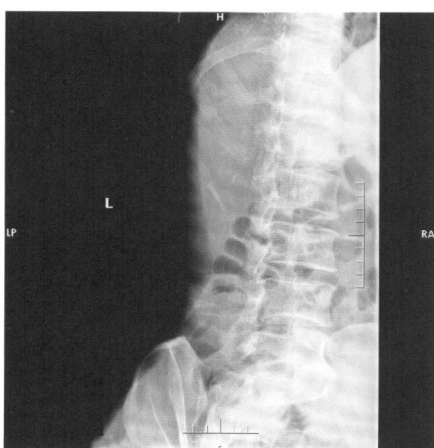
图 16 - 24　腰椎左斜位

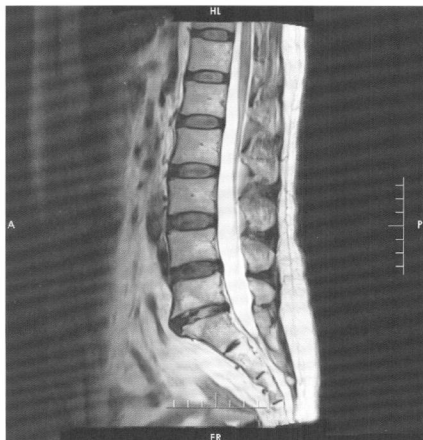

图 16-25 腰椎矢状位

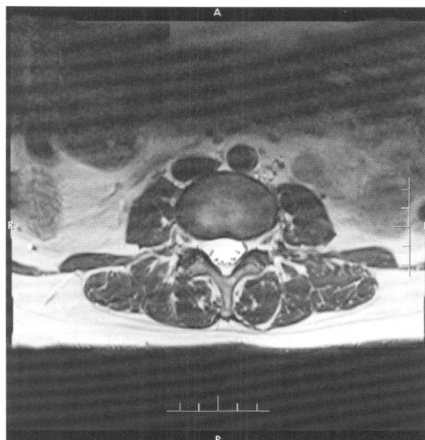

图 16-26 L4/5 轴位

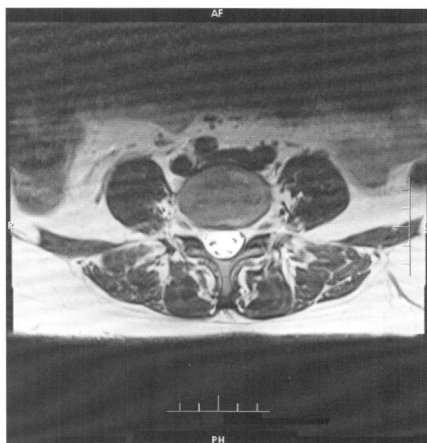

图 16-27 L5/S1 轴位

3. 整脊手法治疗

体位：患者侧卧位，左下肢伸直，右侧下肢在上，屈髋屈膝 90°，右足背放于左膝腘窝后侧，左膝关节贴于床面，患者右上肢自然屈曲，右手放于左侧胸大肌处，左手自然握住右手手腕。

手型：术者双肘关节自然屈曲，以前臂近端 1/3 处为发力和固定部位；或术者右手自然固定患者右侧肩关节，左手小鱼际自然放于患椎右侧。

发力部位：右前臂近端 1/3，左手小鱼际。

发力方向：向患者右下 45°。

手法操作：患者俯卧位，先对患者腰背部及腰骶部肌肉及软组织行放松手法，再嘱患者取如上体位。术者站于患者面侧，将整脊床调至适合术者的高度，术者右肘关节屈曲，左前臂近端 1/3 置于患者右肩前方，起固定作用，左肘关节同样部位置于患者右侧髂后上棘处，缓缓向患者右下 45° 牵引用力，当术者感到患者腰椎旋转到达极限时，左前臂瞬间做快速过旋的扳动，此时常闻及"咔哒"的弹响声；或术者右手固定患者右肩，左手小鱼际可以放于患者处定点整复，也可以放于右侧髂后上棘，做向右下45°发力。

4. 治疗经过

该患者经过 1 次矫正治疗后疼痛缓解 50%，经过 3 次手法矫正治疗后疼痛症状消失。查体：腰椎生理曲度变浅；腰椎肌肉略紧张，L3/4 棘间至 L5/S1 棘间右侧旁开 1.5cm 处无压痛，双侧梨状肌无压痛。鞍区及双下肢皮肤感觉无明显减弱；直腿抬高试验均 70°，加强试验阴性，双"4"字试验阴性，双足踇背伸肌力 V 级；腰椎活动度：前屈 60°、后伸 15°、左屈 10°、右屈 10°、左旋 20°、右旋 20°；双膝反射、跟腱反射对称引出，双巴宾斯基征阴性。双侧足背动脉搏动可触及，末梢血运好。双侧髌阵挛、踝阵挛阴性。VAS 评分：0 分。

5. 手法解析

脊柱的基本解剖单元，常被称为三关节复合体，有成对的关节突关节和椎间盘组成。这些关节共同支持并稳定脊柱，限制其在各个方向上的运动以防止损伤发生。当腰椎受到过大的垂直负荷应力或是腰椎过分旋转的剪力作用时，小关节容易发生损伤性滑膜炎或造成小关节半脱位。常年劳作的患者，逐渐发生的退变可导致腰椎间隙变窄，椎间高度丢失，同样可导致椎小关节松弛，易发生错位。手法矫正能通过旋转、牵拉小关节，改变周围应力，缓解疼痛。操作过程中要顺应腰椎关节的生理功能，扳时要用"巧力寸劲"，切忌使用暴力、蛮力。对于诊断明确的脊柱外伤伴脊髓症状、隐性脊柱裂和老年骨质疏松者禁用扳法。

在临床上，传统的斜扳手法操作一般是向左右各扳一次，向左右斜扳时，推扳力大小相当，本案所采用的手法单纯做右侧，一是因为患者腰痛主要在右侧，根据患者腰椎正位 X 线片也可以看出，L5 椎体向左侧旋转，所以采用单侧治疗。术者在手法过程中应借助自身上半身的重力，来进行手法操作，右手为固定手，不发力，左手小鱼际发力。操作过程中不应追求弹响声。可通过向远端移动发力手来调整杠杆力及矫正点，从而实现对不同脊柱节段的调整。

第四节　腰椎间盘突出症

1. 病例介绍

患者，邱某，男，47 岁，主诉：腰部疼痛活动受限 4 小时。患者 4 个小时前弯腰时突然出现腰部疼痛伴左下肢疼痛，活动受限，站立行走困难，未行系统治疗，于本院门诊经查以"腰椎间盘突出症"收入院。现：腰部疼痛伴左下肢疼痛，活动受限，站立行走时疼痛加重，弯腰困难，无二便功能异常，纳可，寐尚可，二便调。既往高血压病史 10 余年，2 型糖尿病史 1 年余，血压、血糖控制尚可。查体：腰椎生理曲度变浅；腰椎肌肉紧张，L3/4 棘间至 L5/S1 棘间及左侧旁开 1.5cm 处压痛并放射至左小腿外侧，双侧梨状肌无压痛，并无放射痛。鞍区及双下肢皮肤感觉无明显减弱；左直腿抬高试验 60°，右侧 70°，双侧加强试验阴性，双侧 "4" 字试验阴性，双足踇背伸肌力 V 级；腰椎活动度：前屈 10°，后伸 5°，左屈 10°，右屈 10°，左旋 10°，右旋 10°；双膝、跟腱反射对称引出，双巴宾斯基征阴性。双侧足背动脉搏动可触及，末梢血运好。双侧髌阵挛、踝阵挛阴性。VAS 评分：8 分。入院后完善检查，诊断为：腰椎间盘突出症（L4/5）。

2. 影像资料与分析

腰椎正侧位、过伸过屈及左右斜位示：腰椎退行性骨关节病、考虑 L4/5、L5/S1 椎间盘退变（图 16-28~图 16-33）。腰椎 MRI 平扫可见腰椎骨质增生、L4 椎体上缘许莫氏结节、L2/3~L5/S1 椎间盘退变、L4/5、L5/S1 椎间盘膨出并后突出（图16-34~图 16-39）。

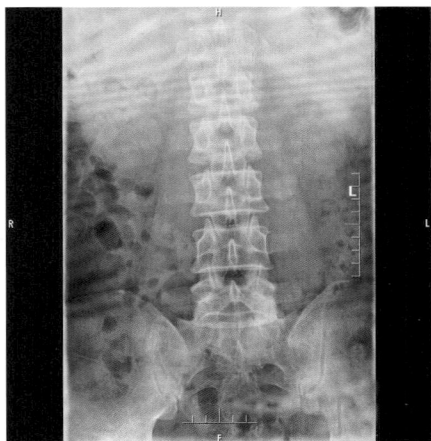

图 16-28　腰椎正位

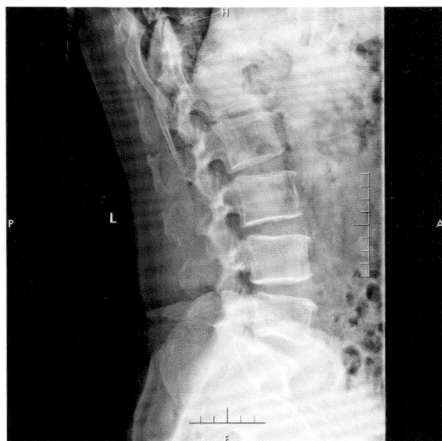

图 16-29　腰椎侧位

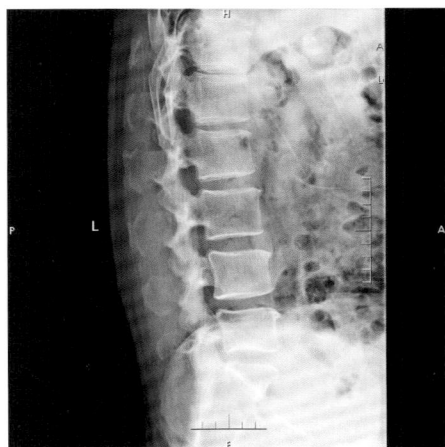

图 16-30　腰椎过屈位

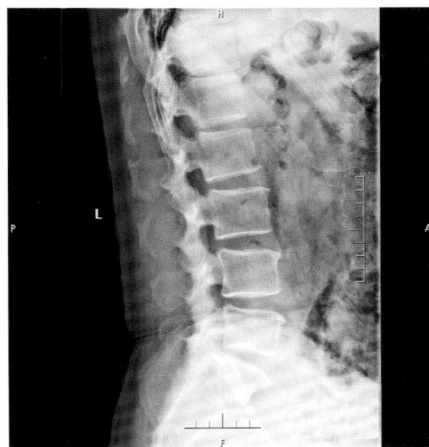

图 16-31　腰椎过伸位

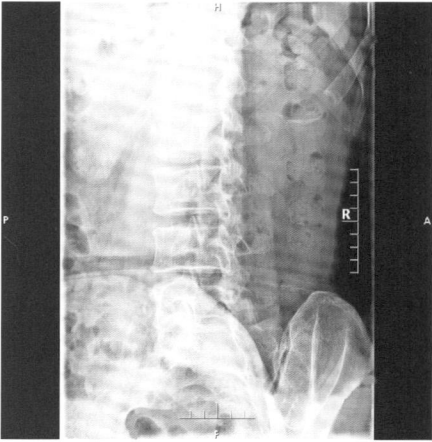

图 16 - 32　腰椎右斜位

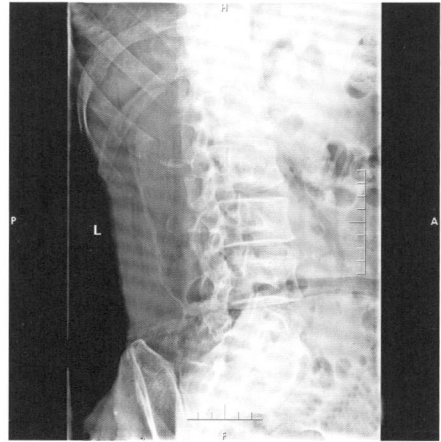

图 16 - 33　腰椎左斜位

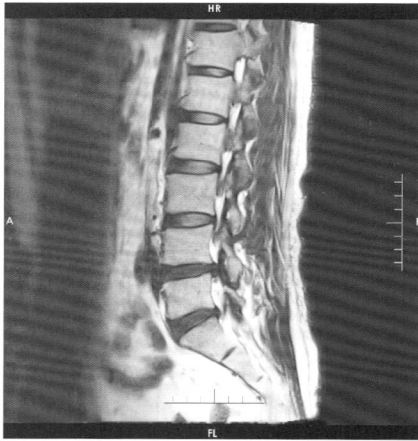

图 16 - 34　腰椎矢状位（1）

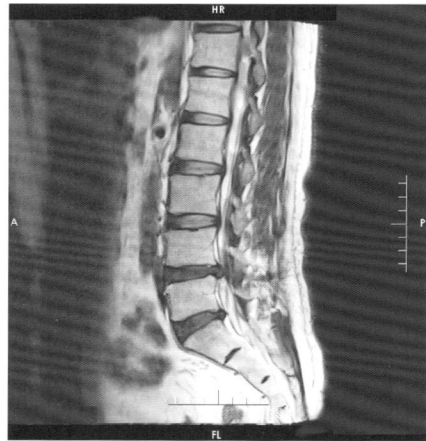

图 16 - 35　腰椎矢状位（2）

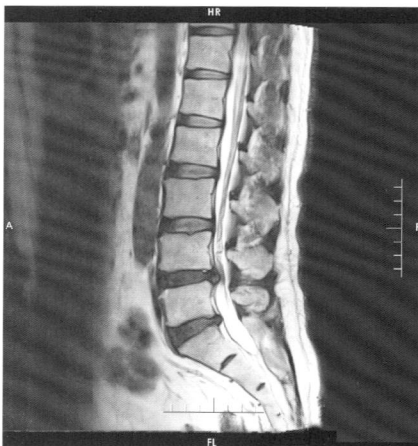

图 16 - 36　腰椎矢状位（3）

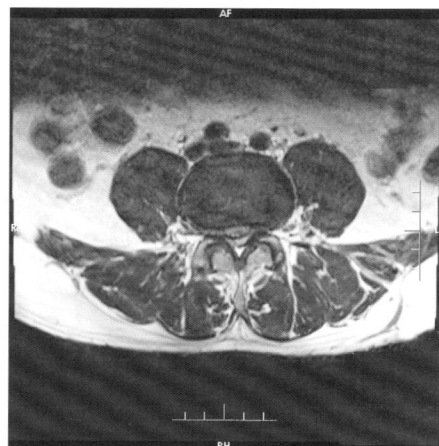

图 16 - 37　腰 4/5 轴位

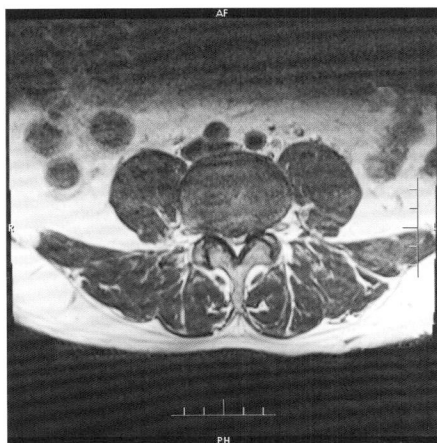

图 16 - 38　腰 4/5 轴位　　　　　　图 16 - 39　腰 4/5 轴位

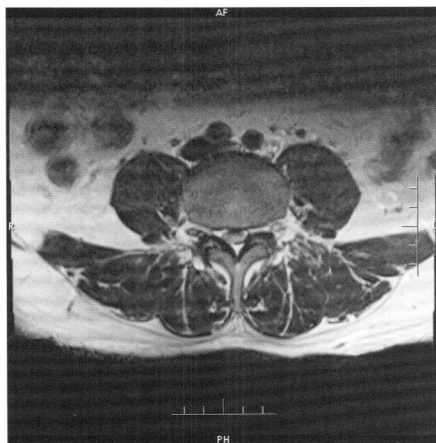

3. 整脊手法治疗

患者俯卧于美式整脊床上，术者先对腰背部肌肉行放松手法，放松满意后，患者左侧卧位，左下肢伸直，右足放左下肢腘窝处。术者立于患者对面，固定右髋。术者右上方稳定手固定右肩，发力时推肩部向上、向后，左下方接触手的豆状骨放在棘突的右侧，手指超过脊椎（达左侧）呈 45°，发力时滚动患者向前 40°以内，术者髋部紧靠患者骨盆，由患者右侧向左侧、向床面施加推力。对侧操作同比例。

4. 治疗经过

患者入院后隔日行 1 次手法治疗。治疗 2 周后患者腰部疼痛减轻，活动受限好转，弯腰困难好转，无下肢麻木疼痛，无二便功能异常，纳可，寐尚可，二便调。查体：L3/4 棘间至 L5/S1 棘间压痛减轻，右侧旁开 1.5cm 处压痛减轻，双侧梨状肌无压痛，并无放射痛。鞍区及双下肢皮肤感觉无明显减弱；直腿抬高试验均 70°，加强试验阴性，左 "4" 字试验阴性，右 "4" 字试验阴性，左足踇背伸肌力 Ⅴ 级，右足踇背伸肌力 Ⅴ 级；腰椎活动度：前屈 20°，后伸 5°，左屈 10°，右屈 10°，左旋 15°，右旋 15°；双膝、跟腱反射对称引出，双侧巴宾斯基征阴性。双侧足背动脉搏动可触及，末梢血运好。双侧髌阵挛、踝阵挛阴性。VAS 评分：1 分。

5. 手法解析

保守治疗腰椎间盘突出症，手法是治疗技术的核心。一般手法治疗分为放松手法和扳动类手法，国内有学者研究发现应用生物力学方法和三维有限元模型，通过比较腰椎内部结构的变化，模拟腰椎在不同的腰椎手法作用下的状况，结果发现，斜扳手法使髓核内的压力显著增加，导致椎间盘后外侧和神经根之间发生一定程度的位移。本案采用的腰椎手法将传统手法与美式整脊手法融合，符合力学中的杠杆原理，通过牵拉腰部软组织被动运动，达到治疗目的。本手法的核心是在患者摆好体位后，术者首先对其进行牵拉，当牵拉力达到最大时，也就是到达最大安全范围后，施加一个快速度、低频率的推力，此时往往能听到弹响声。

手法治疗腰椎间盘突出症的机制之前有回纳学说、解除粘连、扩大椎间孔面积等学说。随着研究的不断进展，发现使突出的椎间盘回纳没有科学依据，大多数学者认为手法能使受压的神经根与椎间盘及周围组织发生相对的位移，从而减轻或消除髓核突出对神经根的刺激与压迫，使神经得以松解，疼痛得到改善或解除，其实这是在手法作用下神经根对腰椎间盘突出物的"躲避"作用，而非髓核的还纳复位。所谓手法的力学作用可将腰椎间盘突出的髓核还纳复位其实是一种误解。

第五节 冻 结 肩

1. 病例介绍

患者，孙某，女，51岁，主诉：左肩部疼痛活动受限半年，加重2月余。就诊时症见：左肩部疼痛，活动受限，伴有颈部疼痛，纳好，因疼痛夜寐欠安，小便正常，大便正常。专科查体：左肩关节外展受限，左肩关节外展60°，左肩肱二头肌肌腱长头腱压痛，左肩大小圆肌处压痛，左肩关节内外旋功能受限（图16-40、图16-41）。

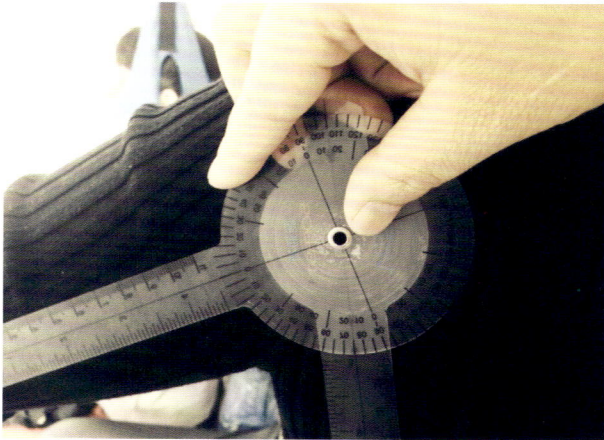

图16-40　左肩外展角度　　　　图16-41　左右肩关节活动度对照

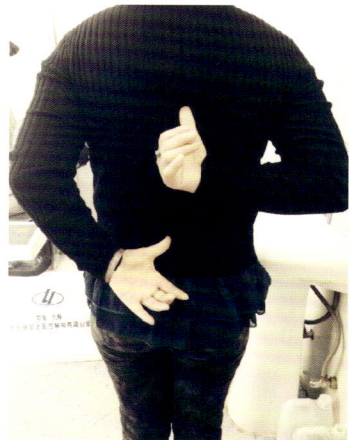

2. 影像资料与分析

此患者左肩关节 MRI 提示肩关节骨质及韧带未见明显异常，关节腔内一高密度区域，提示关节囊内少量积液，说明患处有炎性渗出，考虑左盂肱关节滑膜炎；肩关节肱骨大小结节欠规整，考虑左肩关节肱骨大小结节退行性改变（图2-42、图2-43）。综合分析考虑：患者肩关节骨质及韧带结构未见异常，无骨折、脱位，现患者肩关节疼痛及活动受限是因周围肌腱广泛粘连导致。

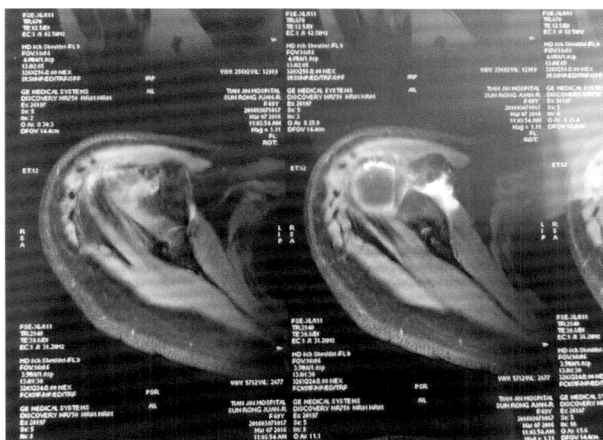

图 16 - 42　左肩关节水平位 MRI

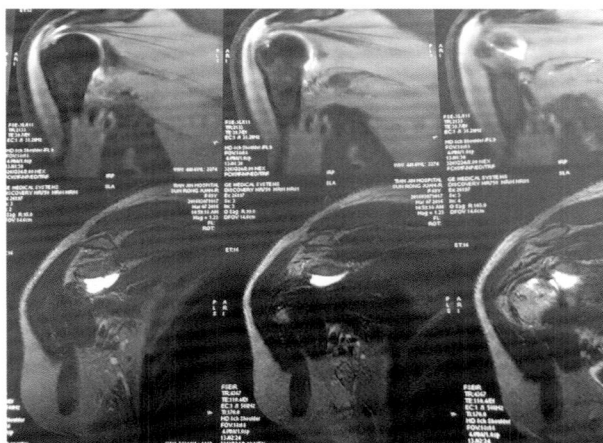

图 16 - 43　左肩关节冠状位 MRI

3. 整脊手法治疗

三维动态牵伸回旋法

（1）外展牵伸法（图 16 - 44）

体位：患者右侧卧位于整脊床上，左侧向上，术者立于患者背侧。

手型：术者双手握住患者腕部。

发力部位：双手握力。

发力方向：双手的牵引力对抗患者自身的重力，先沿患者上肢指向远端，保持这个牵引力的同时再将牵引力转向患者头侧方向。

手法操作：嘱患者右侧卧位于整脊床上，左侧在上，将整脊床升高（高度以患者上肢长度为宜），术者双手握住患者腕部，此时缓缓降低整脊床高度。将左侧上肢外展，以术者握手掌的手为动点，给予左侧肩关节一牵伸力，使左侧肘关节做被动屈伸，进行上肢在外展位上的牵伸运动。此时，盂肱关节沿着冠状面，同时垂直于矢状面做

155

被动运动。

（2）跨躯体内收外旋法（图16-45）

体位：患者右侧卧位于整脊床上，左侧向上，术者立于患者背侧。

手型：术者两手分别自然固定于患者肘及腕关节处。

发力部位：放于腕部的手。

发力方向：沿着水平面向外。

手法操作：嘱患者右侧卧位于整脊床上，术者立于患者背侧，使患肢屈肘90°并行前屈内收外旋运动，当患者做此运动到最大限度时，术者一手（定点）固定患者肘关节，一手（动点）握患者腕部，运用定点和动点双手，使患者前臂向外运动以带动肩关节做外旋运动。此时，盂肱关节沿着水平面，同时垂直于冠状面做被动运动。

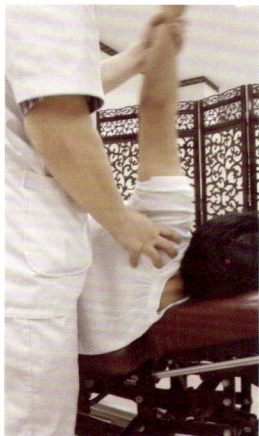

| 图16-44　外展牵伸法 | 图16-45　跨躯体内收外旋法 |

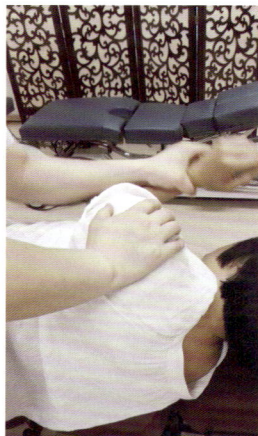

（3）跨躯体外展内旋法（图16-46）

体位：患者右侧卧位于整脊床上，左侧向上，术者立于患者背侧。

手型：术者一手（定点）固定患者肩关节，一手（动点）握患者腕部。

发力部位：术者握于患者腕部。

发力方向：垂直向上。

手法操作：嘱患者右侧卧位于整脊床上，使患肢屈肘90°并行外展后伸内旋运动，当患者做此运动到最大限度时，术者一手（定点）固定患者肩关节，一手（动点）握患者腕部，运用定点和动点双手，使患者腕部在后背上举运动从而在上臂内旋内收时拉伸肩关节。此时，盂肱关节沿着矢状面，同时垂直于水平面做被动运动。

（4）反手于背归合挤压法（图16-47）

体位：患者右侧卧位于整脊床上，左侧向上，术者立于患者背侧。

手型：双手十指交叉，形成半球状紧扣患侧肩关节。

发力部位：术者腹部。

发力方向：向患者头侧。

　　手法操作：患者右侧卧位于整脊床上，患肩朝上，术者位于患者背侧。将患侧上肢屈肘并反手于后背，术者侧身面朝患者枕部方向，双手十指交叉，形成半球状紧扣于患侧肩关节，双手的大小鱼际肌紧贴肩关节并给予前后两侧一归合力。此时，术者用近侧大腿股四头肌平面抵住患肢前臂，躯干向患者头部行一挤压力，使患肩相对于患者做上下运动。

4. 治疗经过

　　采用三维动态牵伸回旋手法治疗。外展牵伸法、跨躯体内收外旋法、跨躯体外展内旋法、反手于背归合挤压法。1次/日。总疗程：7日。经治疗后患者左肩疼痛较前缓解，左肩关节活动受限较前好转。查体：左肩关节外展90°，左肩肱二头肌肌腱长头腱压痛减轻，左肩大小圆肌处未及压痛，左肩关节内外旋功能可。

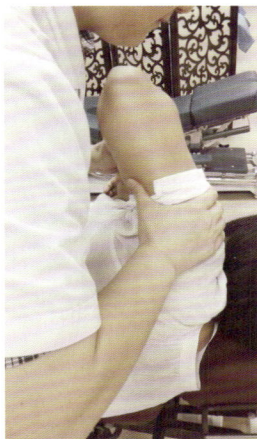

图16-46　跨躯体外展内旋法　　　　图16-47　反手于背归合挤压法

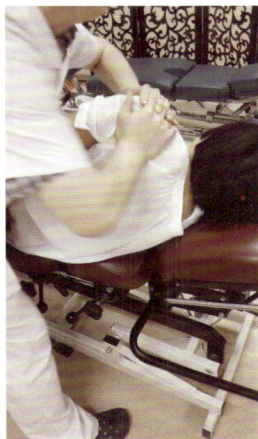

5. 手法解析

　　肩关节的活动是由盂肱关节、胸锁关节、肩锁关节、肩胛骨胸壁关节的联合运动组成的。盂肱关节为多轴关节，有屈、伸、内收、外展、旋内、旋外六组肌肉，同一肌肉又有两种以上的作用，且肱骨头的面积远大于关节盂的面积，它的固定基本上靠其周围的肌肉、韧带及关节囊来完成。肌肉的基本功能是弹性的单一方向的收缩与延伸，加之肩关节为人体活动范围最大的关节，为了适应肩关节大幅度、多方向的活动，肩部某些肌肉在某个位置受到方向变化的影响，特别是在持重情况下不断遭受到非正常的牵引力矩作用，使肌腱的受力情况处于不利状态，产生叠加现象。造成肩关节运动障碍的原因是患肩存在一个与肌肉收缩力反方向而其力量超过肌肉最大收缩力的"粘连力"。冻结状态下肩关节活动受限表现为在各方向活动均受限，其中以外展、内外旋受限更为明显。要恢复肩关节的运动功能，消除"粘连力"，最有效的方法就是应用手法松解力。

　　肩关节活动受限与关节囊紧张部位之间有密切关系，其中上方关节囊紧张可限制盂肱关节内收，下方关节囊紧张可限制盂肱关节的外展，后下方关节囊紧张可限制盂肱关节的屈曲和上举，后上方关节囊紧张可限制盂肱关节的内收内旋，前上方关节囊和喙肱韧带紧张可限制体侧外旋，后方关节囊紧张可限制跨躯体内收，前下方关节囊紧张可限制肢体外展时外旋，后下方关节囊紧张可限制肢体外展时内旋。针对这一临床病理特点，三维动态牵伸回旋法将肩关节各个方向上的运动即三维运动变为三个面上的一维运动。其中外展牵伸法是对下方关节囊的紧张起到松解作用，并对肩关节外展起主要作用的三角肌和冈上肌有直接的牵拉作用；跨躯体内收外旋法是对后方关节囊的紧张起到松解作用，并对肩关节内收外旋起主要和辅助作用的冈下肌、大小圆肌和肱二头肌长头腱、三角肌后部纤维有直接的牵拉作用；跨躯体外展内旋法是对后下方关节囊的紧张起到松解作用，并对肩关节外展内旋起主要和辅助作用的三角肌、冈上肌和肩胛下肌、大圆肌有直接的牵拉作用。回旋手法采用牵拉状态下内旋与外旋盂肱关节，范围从小到大，最后达到患肩异常末端；使肩袖、关节囊、滑囊及韧带各个不同点和面受到牵拉回旋并得以松解。

三维动态牵伸回旋法遵循"骨正筋柔、筋柔则骨正"的手法原则，通过松解力"突破"黏滞力，解除粘连、挛缩来达到恢复肩关节活动功能的目的。

第六节　骶髂关节扭伤

1. 病例介绍

患者，男，58 岁，主诉：右侧腰骶部疼痛加重 2 天，活动受限伴右臀外侧疼痛。患者 2 天前因弯腰搬重物时诱发右侧腰骶部疼痛，活动受限伴右臀外侧疼痛，遂就诊于我科门诊。查体：右侧骶髂关节压痛，右侧梨状肌紧张试验（+），右侧腰部肌肉紧张，右"4"字试验（+），腰椎无明显叩击痛，L5/S1 棘上棘间压痛。双侧肾区无叩击痛。进一步完善检查，诊断为：骶髂关节扭伤。

2. 影像资料与分析

患者腰椎 X 线提示腰椎关节退行性改变，腰椎曲度尚可，腰椎骨质轻度增生，无明显骨质损伤（图 16－48、图 16－49）；骨盆 X 线提示骨质正常，右侧髂骨较左侧髂骨高度降低，右侧髂骨旋后髂嵴变低、股骨头降低，右侧骶髂关节面较左侧不等宽（图 16－50）。根据 X 光片及体征，考虑患者为髂骨旋转紊乱。

3. 整脊手法治疗

卧位按压法：患者俯卧于整脊床上，双侧髂骨与整脊床落板上缘平行，抬起落板，依据患者体重，调整落板松紧度。术者立于患者右侧，右手的豌豆骨按压在骶髂关节处，右手五指略伸展；左手豌豆骨叠加于右手腕部，两手成十字交叉状，术者以双髋关节为轴线，双肘关节半屈曲，上身略屈曲，使胸骨柄与双手交叉处垂直，使上身重量通过上臂传达到患处。助手沿患肢轴线方向牵引，并轻轻地摇晃数次。术者由豌豆骨处对骶髂关节发出瞬间的"顿挫力"，方向垂直地面向下，利用整脊床的落板效应，使手法力渗透至骶髂关节内部，达到整复的目的。

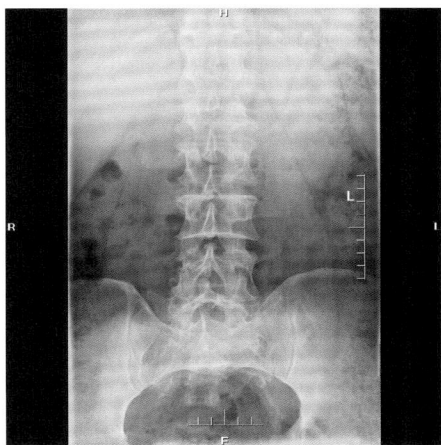

图 16-48 腰椎正位

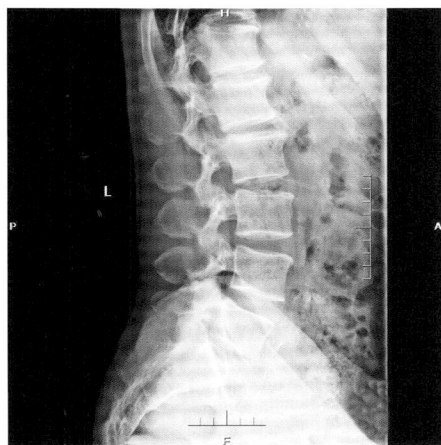

图 16-49 腰椎侧位

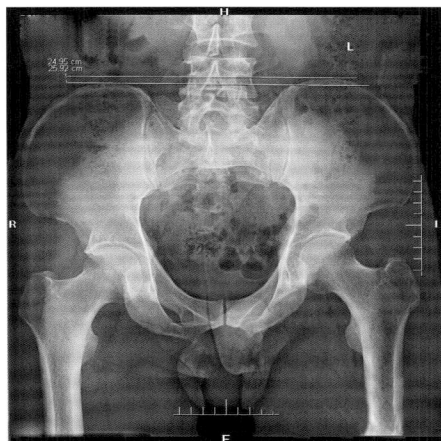

图 16-50 骨盆正位

4. 治疗经过

患者通过每周 2 次手法治疗，每次间隔 3 天，经治疗后腰骶部、右侧臀部疼痛症状消失，腰部强迫体位消失，右"4"字试验阴性。

5. 手法解析

骶髂关节因活动范围小，周围众多韧带包裹，关节运动十分牢固。但是骶髂关节面可发生轻微错位（一般在 2mm 之内）导致局部疼痛及功能障碍，并可进而引发坐骨神经症状。骶髂关节属于微动关节，该关节的运动是在 6 个自由度上的耦联运动，骶髂关节的骨性结构及韧带结构共同构成了骶髂关节复合体。在美式整脊床下运用手法治疗骶髂关节紊乱征可以有效地遵循骶髂关节周围韧带和关节囊生物力学机制。美式整脊床是一种降落台机械辅助设备，其产生的机械力可以提供额外的预调整张力和关节牵引力，它能减小肌张力，并且便于医生在传送矫正推力前使关节产生预应力。术者操作时，手法可以直接作用到受损节段，避免了不必要节段的运动。整脊过程中，整脊床的升降作用产生短距的杠杆力，患者在卧位时，自身的体重不参与手法过程。

第七节　膝关节骨性关节炎

1. 病例介绍

患者，女性，71 岁，主诉：右膝关节疼痛活动受限 4 个月。患者 4 月前出现右膝关节疼痛，严重屈曲畸形，活动功能受限，未系统治疗，为求进一步系统诊疗，于 2017 年 4 月 10 日以"膝关节骨性关节炎"入我科住院治疗。入院时患者症见：右膝关节疼痛，伴活动受限，纳好，夜寐欠安，二便调。既往高脂血症 4 年，现口服可定 1 片，qn 治疗。肾囊肿 3 年，无明显临床症状。否认其他病史，否认外伤史。过敏史：自诉抗生素过敏（具体药物不详），外用膏药过敏。专科查体：右膝髌周广泛压痛，以髌周 3 点、6 点、9 点压痛，胫骨平台负重区压痛，右鹅足囊压痛。膝关节活动度（中立位 0 度法）：右膝关节伸直位 5°，屈曲 110°，右膝麦氏征阴性，浮髌试验阴性。VAS 评分：7 分。完善检查，诊断为：右膝关节骨性关节炎。

2. 影像资料与分析

右膝关节正侧位报告（本院，2017 年 4 月 12 日）：右膝关节退行性骨关节病，骨质疏松，右膝关节腔游离体形成，右侧髌上囊区点状致密影。并测得右膝股骨下角：79.2°，胫骨上角：94.1°（图 16 – 51）。患者下肢力线明显异常，存在严重屈曲内翻畸形。

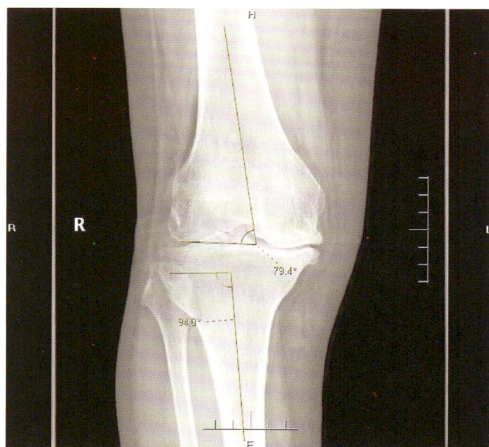

图 16 – 51　右膝股骨下角及胫骨上角测量

3. 整脊手法治疗

手法矫正的目的在于：恢复正常关节力学，恢复膝关节完全无痛的活动功能。

操作的主要关节部位：仰卧位，胫骨关节。仰卧位，髌股关节。

具体手法操作：

（1）胫股关节：患者仰卧位，患肢外展，伸在整脊床床沿以外。术者跨坐在患肢上，以双膝在患者内外踝处夹住并固定胫骨远端。利用整脊床的骨盆板块，把患者臀部抬高。发力点在胫骨近端，术者用双手抓住胫骨近端，夹住患者小腿的双膝关节同时伸直，同时用双手拉胫骨近端做纵向牵引滑动，完成对胫股关节纵向分离不良的矫正（图16-52）。

再令患者保持仰卧位，患肢髋关节和膝关节成90°。术者立于患侧，一只脚放在整脊床上，使患肢放在术者的大腿上。术者一手的虎口贴住胫骨近端的前部，另一手的小鱼际叠加在按压手上。双手向胫骨近端施加由前向后的推力，完成对胫股关节前后滑动功能不良的矫正（图16-53）。

（2）髌股关节：术者双手环抱髌骨从内上向外下推挤；从外上向内下推挤；从内下向外上推挤；从外下向内上推挤（图16-54）。

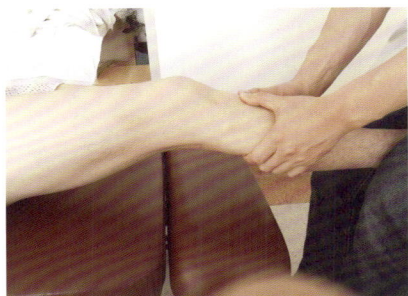

图16-52 仰卧位胫股关节纵轴牵引

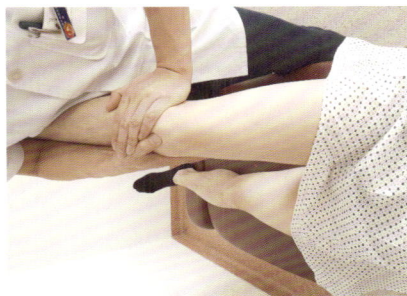

图16-53 仰卧位胫股关节矫正

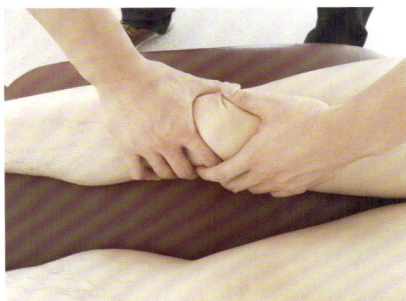

图16-54 仰卧位髌股关节推挤矫正

4. 治疗经过

患者住院期间以放松膝关节周围肌肉手法为主，隔日行此矫正手法一次。患者住院12天，经治疗右膝关节疼痛明显缓解，VAS评分由7分降至2分，右膝关节屈曲畸形得以明显矫正改善。

5. 手法解析

膝关节退行性骨关节病属中医学骨蚀、骨痹等范畴，中医学认为本病是在肾虚基础上发生血瘀和感受风寒湿邪而成。《灵枢·刺节真邪》曰："虚邪之入于身也深，寒与热相搏，久留而内著，寒胜其热，则骨疼肉枯……内伤骨为骨蚀。"编者认为，应通过对膝关节这类负重关节的整复，从而达到解除病痛的效果。现代医学认为，从生物力学的角度分析，膝关节退行性骨关节病的病因是由于在直立位时，人体重心线在膝关节中心稍前通过，在膝关节弯曲情况下站立或慢步上楼时，膝关节可能承受 3 ~ 5 倍体重的力；在行走时，作用在膝关节上的力约为体重的 3 倍。可见，膝关节是人体重要的负重关节之一，尤其在站立体态不正确时所承受的力更大。通常人体习惯将重心偏向某一侧膝关节，这样会造成两侧膝关节受力不平衡，膝关节周围肌肉长期处于紧张状态，必然会造成膝关节生物力学改变，引起正常膝关节的负重力线微细变化，而使关节面有效负重面积减少。过度负重区软骨失去了正常软骨所具有的受压后可挤出滑液的润滑作用，使软骨易受损伤。

中医的传统手法治疗，可解除周围肌肉痉挛，降低肌张力，促进软组织修复及膝关节内外侧软组织平衡。进而保证供应支配膝关节及周围软组织的血管神经畅通，增加膝关节局部血供，改善血液循环。而整脊疗法矫正膝关节畸形，则着重于调整关节屈伸功能、关节间隙及下肢力线等固有生理解剖结构。通过牵引和前后方向的推力，可有效地恢复关节屈伸角度，使关节尽可能伸直，可有效恢复下肢力线，使关节负重面积加大，减轻局部软骨压强；轴向牵拉可有助于加大关节间隙，减轻关节内压；推移髌骨，可松解粘连，使关节屈伸活动时阻力减小。多方面起效，恢复关节生物力学平衡，降低骨内压，加速关节内炎症介质的吸收。该法不仅能减轻疼痛症状，促进关节功能的恢复，还有利于关节软骨基质的合成和软骨的修复，延缓关节退化。

第八节　距骨缺血性坏死

1. 病例介绍

患者，男，59 岁，2017 年 6 月 2 日主因"左踝关节疼痛半年，加重伴活动受限 1 周"为主诉就诊。半年前左踝关节扭伤，导致左踝肿胀、疼痛不适，休息后症状缓解，未予重视。1 周前左踝关节疼痛加重，伴行走活动受限。查左踝关节 MRI 示：左足距骨内侧穹窿缺血坏死 3 期：骨髓水肿，囊性变。骨外科大夫建议关节镜或手术治疗，患者拒绝。近 1 周内就诊于多家医院，均被告知需手术治疗，患者仍拒绝。现为求保守治疗于我院入院治疗。专科查体：左踝关节肿胀，跖屈 15°（0 ~ 45°），背屈 10°（0 ~ 35°），左踝关节内翻活动受限，距腓前韧带压痛，内踝三角韧带压痛，左胫骨后压痛，左踝皮温稍高于左侧。舌质紫黯，苔薄黄，脉弦数。VAS 评分：7 分。完善检查，诊断为：左距骨缺血性坏死。

2. 影像资料与分析

左踝关节 MRI（本院，2017 - 01 - 05）示：左足距骨内侧穹窿缺血坏死 3 期；骨髓水肿，囊性变；左踝关节滑膜炎（图 16 - 55 ~ 图 16 - 57）。

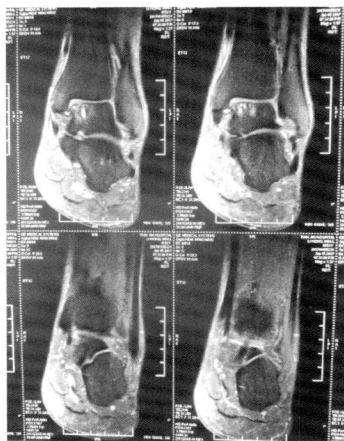

图 16 – 55　左踝额状面 T1 信号下
　　　　　距骨内侧穹窿处缺血
　　　　　性坏死（治疗前）

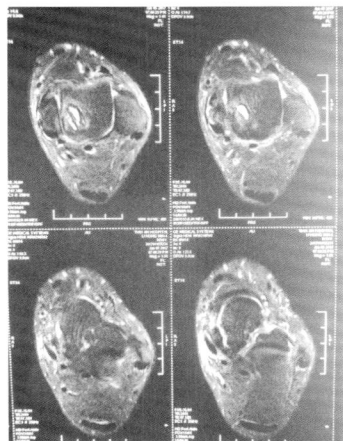

图 16 – 56　左踝横切面 T1 信号下
　　　　　距骨缺血性坏死（治
　　　　　疗前）

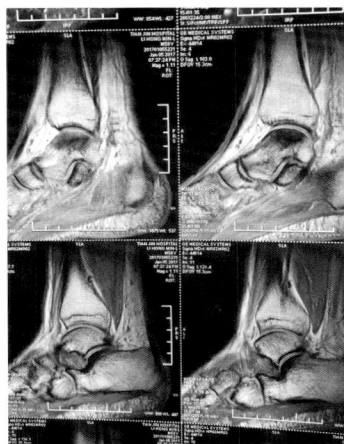

图 16 – 57　左踝矢状面 T2 信号下显示距骨骨
　　　　　髓水肿（治疗前）

　　患者扭伤后导致距骨损伤，又没有进行制动，长期负重行走，进一步加重了踝关节的负重，加剧了距骨骨髓水肿，最终导致距骨缺血性坏死。

3. 整脊手法治疗

　　患者侧卧，伤肢在上，助手握住伤侧小腿近端，勿使摇动；医者两虎口相对，双手拇指按住外踝缝或内踝缝，余指拿住伤足，将足环转摇晃 6 ~ 7 次，医者与助手相对拔伸，并将足内翻或外翻；在外翻或内翻时，双手拇指同时向下戳按，再用揉捻法，按摩舒筋。本手法隔日 1 次，3 次为 1 个疗程。

4. 治疗经过

　　患者治疗期间以放松踝关节周围肌肉手法为主，隔日行摇拔戳手法一次。经 3 个疗程治疗后左踝疼痛明显缓解，VAS 评分由 7 分降至 4 分。后期并继续治疗，治疗期间嘱患者行走时佩戴护踝，左踝关节疼痛缓解，踝关节活动功能改善，无痛行走距离增加。

治疗后半年复查左踝关节 MRI：缺血坏死区域明显减小，骨髓水肿明显减轻，未波及胫距关节面（图 16 – 58、图 16 – 59）。

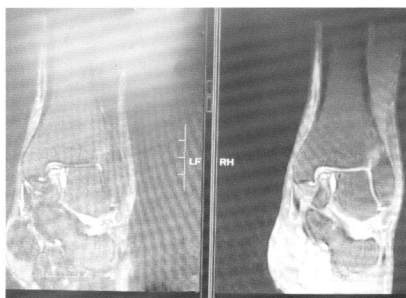

图 16 – 58　左踝额状面 T1 信号下距骨内侧缺血坏死区域减小（治疗后）

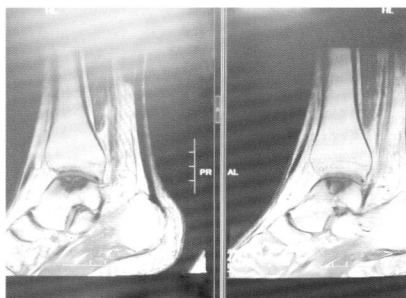

图 16 – 59　左踝矢状面 T2 信号距骨骨髓水肿面积减小（治疗后）

5. 手法解析

距骨是足踝关节重要的组成骨，并且在维持足踝关节稳定方面起到重要作用，其周围无肌肉附着，几乎全部骨质被软骨和关节面所包绕，并由侧副韧带与小腿相连，从而被紧紧嵌入踝穴中，此独特的解剖学特点使其易于遭受损伤。距骨的血供主要来自距骨胫前外侧足背动脉关节支，来自韧带的血供十分有限。故距骨发生缺血性坏死后且诱发距下或踝关节创伤性关节炎时，保守治疗存在一定的难度。一般需手术治疗，预后较差。本例患者为外伤后治疗不当，引起慢性损伤，影响踝关节正常活动，可并发踝关节创伤性关节炎，最终影响距骨血供，造成距骨缺血性坏死。

摇拔戳手法以"轻巧柔和"为要点，通过对踝关节的摇晃、拔伸、戳按，使痉挛的肌腱、韧带得以松解，使扭转、移位、错缝的经筋得以归位，行其槽，司其职。骨顺筋柔，经络畅通，气血调和，改善了距骨周围血运，促进坏死组织修复。最后辅以中草药熏洗加药包外敷，药力与热力相结合，促进患处血液运行，以奏活血化瘀、行气止痛之功。诸法合用，筋骨并重，内外兼治，取得了令人满意的临床疗效。

第九节　胸锁关节损伤

1. 病例介绍

患者女性，54 岁，2017 年 6 月 27 日主因"前胸部疼痛，活动受限"为主诉就诊。患者半年前曾有跌倒，右上肢撑地，当时未觉不适，后渐发胸骨上部疼痛，症状逐渐加重，不敢咳嗽。穿脱衣物时疼痛感明显。严重时自觉心前区憋闷，患者怀疑心脏病，就诊于多家医院，经查 X 光片未见骨折或脱位，查心脏彩超亦未见异常。行中药外用治疗后症状无明显改善，遂来我院门诊就诊。专科查体：胸骨、锁骨局部无红肿畸形，未见颈部浅静脉怒张。胸锁关节部压痛，右侧锁骨部较左侧略高出，向下按之活动幅度较左侧大但未达到琴键感。双侧锁骨未及异常活动。舌淡红苔白脉弦。VAS 评分：7分。完善检查，诊断为：胸锁关节损伤。

2. 影像资料与分析

右胸锁关节 CT（外院，2017 年 6 月 22）：右胸锁关节骨质增生，左侧胸锁关节间隙积气（图 16 – 60、图 16 – 61）。

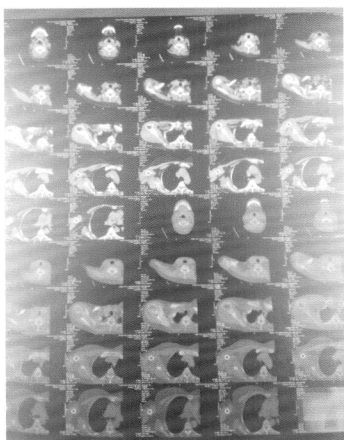

图 16 – 60　右胸锁关节 CT 薄扫　　　图 16 – 61　右胸锁关节三维重建

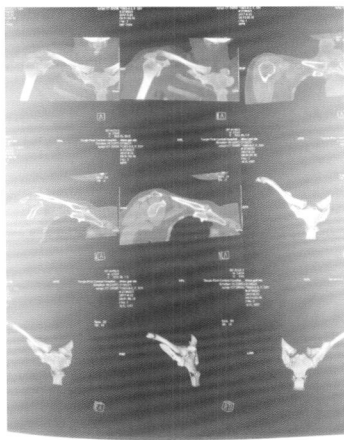

3. 整脊手法治疗

患者取坐位，双手抱头，掌心位于头后，上身挺直，注意调整患者高度以适应操作。术者立于患者身后，双手前伸绕过并压住患者双臂，自己的身体稍侧偏，以右侧髋部抵住患者上胸椎，尽量平胸锁关节水平。在术者双上肢带动下，患者身体后仰同时其双臂外展，此时术者保持右髋部抵住患者，双上肢向后上方施加一个上提的力，可闻及患者胸椎及胸锁关节部发出弹响，胸锁关节部疼痛立减。治疗结束后嘱其短期内尽量减少上肢运动，尤其限制上肢上举，未行局部固定。

4. 治疗经过

患者经 1 次治疗后症状即明显改善，此后每周 1～2 次治疗，2 周后复查，症状再无反复，VAS 评分：0 分，满意而归。

5. 手法解析

胸锁关节是一个鞍状关节，可以做前后、上下及旋转运动，锁骨与关节盘之间有一定的上、下位移，胸骨与关节盘之间有一定的前后位移，但活动范围很小，在人体内是一个较稳定的关节。胸锁关节脱位较为少见，在中年人更为罕见。但是，当发生损伤，全身重量及运动时所产生的惯性力集中于第一肋骨时，由于杠杆作用，锁骨内端有向胸骨前方撬起的趋势，严重者会撕破关节囊及胸锁前韧带，突出移位于胸骨前上方，造成胸锁关节脱位。

此患者有类似外伤史，但影像检查未见异常，体格检查也未查及琴键感，不能诊断为胸锁关节脱位。局部压痛及按压时的活动感均提示这是病灶所在。患者受伤时，右侧胸锁关节很可能被外力牵拉向前方撬起形成错缝，并伴有软组织嵌顿，遂导致顽固性疼痛。整脊手法令其被动扩胸，使胸锁关节受到牵拉打开，有释放嵌顿的作用。同时发力上提，矫正错位，恢复了关节的正常关系，解决了紊乱，疼痛即可瞬间缓解。

第十节　颈性眩晕

1. 病例介绍

患者，女，68 岁，2017 年 10 月 16 日以"间断头晕 10 年余，加重伴恶心、头痛 4 个月"为主诉就诊。患者素有颈椎病史 10 年，时发头晕。4 个月前患者头晕加重，伴恶心、头痛，经休息及自行口服药物治疗后未见明显好转，由门诊以"颈椎病"收入我科，入院时症见：头晕，颈项、肩背部疼痛，伴恶心、头痛，尤以右侧枕部、后脑为甚。专科查体：寰枕区及双侧旁开 1.5cm 压痛，右侧为甚，颈 2/3 棘间至颈 6/7 棘间及两侧旁开 1.5cm 处压痛，颈前屈旋转试验阳性。颈椎活动度：前屈 20°，后伸 5°，左屈 5°、右屈 5°，左旋 20°、右旋 20°；左霍夫曼征阴性、右霍夫曼征阴性。VAS 评分为：5 分。舌红，少津，苔略黄，两侧寸关弱，右尺脉弦，左尺沉细。完善检查，诊断为：颈椎病（椎动脉型）。

2. 影像资料与分析

颈椎正侧位（本院，2017 年 10 月 16 日）：颈椎骨关节病，骨质疏松，颈椎失稳，部分颈椎间盘退行性改变，项韧带骨化。齿状突向右侧偏歪（图 16 - 62、图 16 - 63）。

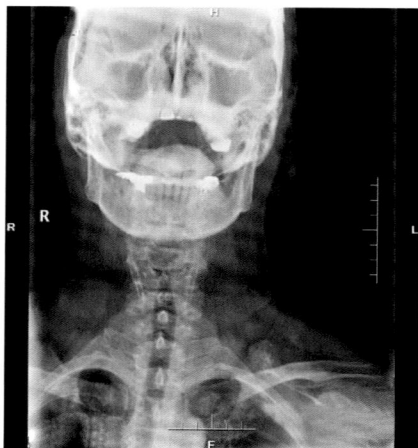

图 16 - 62　颈椎正位

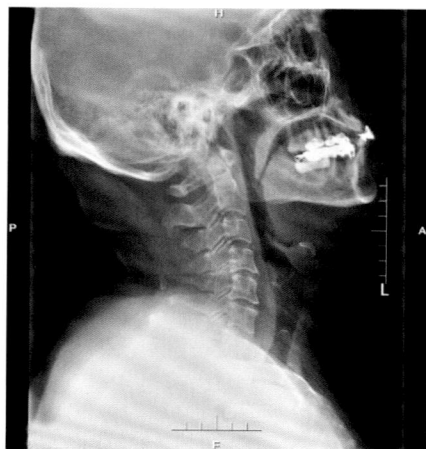

图 16 - 63　颈椎侧位

3. 整脊手法治疗

患者取坐位，头转向左侧，医生以双手叠加按住其右侧枕骨下方，两拇指附于其耳部两侧，前胸贴住其左侧脸颊，双手发力上提，患者枕骨部发出一声轻响。治疗结束。嘱患者卧床为主，低枕平卧。此手法治疗隔2日一次，每周3次。

4. 治疗经过

患者入院后，自觉头晕，体位变化及转头时头晕即加重，经行美式整脊治疗后，初次矫正患者即觉症状明显减轻。此后虽有反复，但依同法治疗3~4次后，疼痛基本消除，3周后复诊，症状未再反复，颈部活动自如。

5. 手法解析

颈性眩晕的病因较多，目前多认为与退变增生、间盘突出和寰枢关节不对称或半脱位等因素有关。椎动脉在寰枢关节段迂回曲折，容易因寰枢关节的位移而受累，使椎动脉产生弯曲或狭窄，使脑部血供减少，引起眩晕。同时在寰枢关节和椎动脉周围，颈部的交感神经分布广泛且复杂，当齿状突偏歪、寰枢关节不对称或半脱位时，就会刺激椎动脉周围交感神经丛，引起椎动脉反应性收缩和交感神经亢奋等一系列症状。而当患者在颈部屈伸旋转或改变体位时，又易刺激和压迫枕后的神经，产生颈后和头痛等不适感觉。该患者有多年颈椎病史，骨质增生明显，齿状突偏歪，导致经过的椎动脉及交感神经受刺激引发头晕，尤其是转头时加重。常规的治疗方法对该类眩晕起效较慢，十分顽固。

美式整脊手法具有精确定位、轻巧施术、迅速起效的特点。仔细分析X光片，精确的触诊检查，确定了枕部为其头晕之病源。操作时令患者头部极度左旋，双手固定其右侧枕骨下方，目的是使其右侧环枕关节间隙完全打开，在此基础上施加上提的力，完成定点矫正，从而缓解血管和神经的刺激，消除头晕症状。

第十一节　脊髓型颈椎病

1. 病例介绍

患者女性，49岁，主诉：颈肩部疼痛偶伴活动受限2周。患者既往2016年于外院因"脊髓型颈椎病"行颈5/6椎间融合内固定术，2周前因车祸追尾事故导致颈肩部疼痛，颈部活动受限，低头伏案时症状加重，未经系统诊治。入院时专科查体：颈椎生理曲度变直；颈部肌肉紧张，双侧斜方肌中点、胸锁乳突肌压痛，双侧肩胛内侧缘压痛，双侧肩胛骨内上角压痛；双上肢皮肤感觉无明显异常；双侧臂丛神经牵拉试验阴性；击顶试验阴性；左手握力Ⅴ级，右手握力Ⅳ级；颈椎活动度：前屈10°、后伸10°、左屈10°、右屈10°、左旋10°、右旋10°；掌颌反射阴性；双侧肱二头肌腱反射、肱三头肌腱反射、桡骨膜反射对称引出；双侧霍夫曼征阳性。双侧膝腱反射活跃；双髌、踝阵挛阴性，双巴宾斯基征阴性。VAS评分：7分。完善检查，诊断为：脊髓型颈椎病。

2. 影像资料与分析

患者颈椎影像为内固定术后表现，正位片看到颈椎略有侧弯，钩椎关节增生，侧位片可以看到颈椎生理曲度变直，多节段颈椎后缘骨赘形成（图16－64、图16－65）。

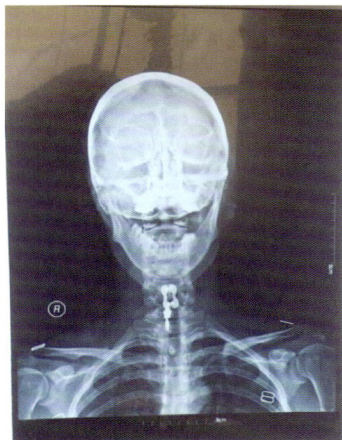

图16－64　颈椎正位　　　　　　　图16－65　颈椎侧位

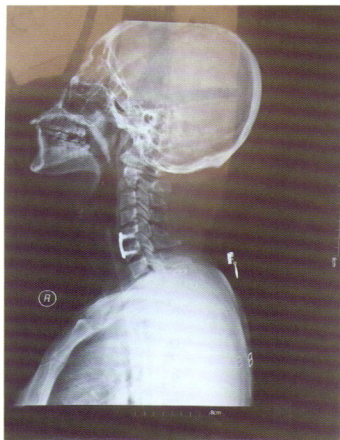

3. 整脊手法治疗

患者坐位，先行颈肩部肌肉放松手法，术者站于患者右侧后方，术者右肘关节托住患者下颌，术者用右侧肘关节托住患者下颌，左手拇指定位于需调整的颈左侧关节突关节处，使患者头部慢慢右转，令患者放松颈部肌肉，然后向斜上方施加以轻柔的牵引力，旋转角度缓慢加大，不追求关节弹响。

4. 治疗经过

患者治疗期间以放松颈肩部肌肉手法为主，隔日行此矫正手法一次。治疗1周后，颈肩部疼痛明显缓解，VAS评分由7分降至2分，双侧霍夫曼征转阴，查体：双侧霍夫曼征阴性；击顶试验阴性；左手握力Ⅴ级，右手握力Ⅴ级；颈椎活动度：前屈20°，后伸25°，左屈30°，右屈30°，左旋30°，右旋30°。

5. 手法解析

脊髓型颈椎病是由于颈椎椎骨间连接结构退变，如椎间盘突出、椎体后缘骨刺、钩椎关节增生、后纵韧带骨化、黄韧带肥厚或钙化，导致脊髓受压或脊髓缺血，继而出现脊髓的功能障碍。本案例中患者一年前因颈5/6间盘突出，压迫相应节段脊髓，于外院诊为"脊髓型颈椎病"，行颈5/6间盘摘除、椎间融合内固定术，术后症状缓解。2周前因车祸追尾复又出现颈部疼痛、活动受限症状。脊髓型颈椎病是矫正手法的禁忌证，但该患者已行椎间融合术，颈5/6节段稳定。此次发病系因外力刺激，颈部的过屈过伸造成脊髓震荡，导致相邻节段小关节的紊乱而发。故而对于该患者的手法操作，其矫正目的是对于颈5/6相邻节段小关节紊乱的调整，改善患者颈部的活动度，手法要求轻巧柔和，切忌暴力，不追求小关节的弹响。

针对该患者手法操作的重点，一是定位的精准，术者的定位手将发力点定位于颈

5/6 的相邻节段和上段颈椎，避开手术的融合节段，以免在手法操作过程中影响手术节段的稳定性；二是在旋转的过程中施加轻柔的牵引力，不追求单次的旋转发力，避免爆发力。

第十二节　耻骨联合分离

1. 病例介绍

患者女性，27 岁，主诉：耻骨联合部疼痛，右下肢活动受限。患者产后出现耻骨联合处疼痛，右下肢外展活动功能受限，下地负重行走时疼痛明显，在家卧床一月后症状未见明显缓解，后就诊于我院骨伤科门诊，专科查体：耻骨联合局部压痛；骨盆挤压、分离试验阳性；右下肢外展受限，双侧"4"字试验阴性。VAS 评分：7 分。完善检查，诊断为：耻骨联合分离。

2. 影像资料与分析

骨盆正位 X 光片示：耻骨联合轻度分离，耻骨联合退变，左侧边缘变尖（图 16 - 66）。

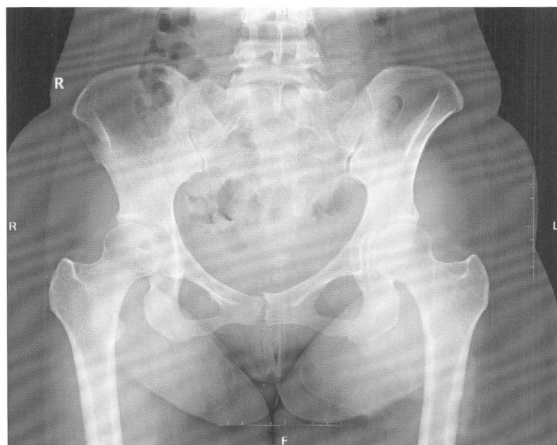

图 16 - 66　骨盆正位

3. 整脊手法治疗

患者坐于床边，身体微向后仰，右手按在耻骨联合处，左手按于右手之上。一助手在背后扶其背部，另一助手蹲在患者前方，面向患者，两手握住患者双踝部，使双大腿外展外旋，双小腿内收内旋，两足跟靠近臀部。医者坐于患者左侧，以右髋部紧贴患者的左髋，右手紧按患者对侧髋部，左手按在患者左手之上，并握住患者左腕。此时握住踝部的助手迅速将双腿向前拉直，同时术者左手拿患者左手拍打和按压置于耻骨联合上的右手，术者右手拉按患者右髋部，使之向内归合。以上手法重复 2 ~ 3 次。

4. 治疗经过

患者治疗期间隔日行此矫正手法一次，治疗 2 周后，耻骨联合局部疼痛明显缓解，VAS 评分由 7 分降至 1 分，右下肢屈曲、外展活动功能可，行走时疼痛未引出。

5. 手法解析

耻骨联合分离，常因外伤和妊娠导致，一般在妊娠 5~7 个月出现，也有产后出现者。本病很少因单纯的外力所致，主要见于妊娠后期和产后妇女，尤其在分娩前，由于内分泌因素影响，使耻骨联合韧带松弛是本病发生的内在因素。怀孕后期，由于胎儿重量压迫骨盆可造成耻骨联合分离；或在分娩时，如果产程过长，胎儿过大，接生粗暴，使松弛的耻骨联合韧带发生损伤，产后耻骨联合不能恢复到正常位而发生分离。临床表现为耻骨联合局部疼痛，髋关节外展外旋疼痛，下肢抬举困难，行走无力，X 线摄片，其间隙大于 6 毫米。

该手法操作的特点在于"筋骨并重"，手法操作的过程中使耻骨联合"欲合先离，离而复合"，其操作要点在于术者和助手相互要配合好，在拉髋的同时归挤双侧髋关节以达到对耻骨联合的归合作用，操作中对于孕期妇女要注意拉髋之手不要挤压孕妇腹部。

参　考　文　献

[1] 张耀红，侯乐荣．郑怀贤．"武医结合"伤科学术思想的整理与思考 [J]．成都体育学院学报，2016，(02)：98 – 102.

[2] 范志勇，李振宝，郭汝松，等．岭南林氏正骨推拿流派学术渊源、传承脉络及主要学术成就 [J]．广州中医药大学学报，2016，(03)：440 – 442.

[3] 潘建西，李泽佳，宋敏，等．中医骨伤科学术流派的传承现状 [J]．西部中医药，2016，(02)：61 – 64.

[4] 何伟，李博宁，李同生．名老中医治疗股骨头坏死经验浅析 [J]．时珍国医国药，2016，(01)：207 – 209.

[5] 黄会保，陈辉明，彭亮．岳阳张氏正骨气血理论之以气为先 [J]．湖南中医药大学学报，2016，(01)：47 – 48.

[6] 孙慧明．当代中医学术流派传承研究 [D]．济南：山东中医药大学，2015.

[7] 宋敏，谢兴文，张晓刚，等．论中医骨伤科学正骨理筋手法学术流派的传承与发展 [J]．中国中医骨伤科杂志，2014，(10)：68 – 70.

[8] 陈凯佳，刘小斌．岭南李氏骨伤学术流派传承脉络及主要学术成就 [J]．广州中医药大学学报，2014，(01)：150 – 153.

[9] 徐险峰．忆岭南名医何竹林思骨伤医师成材路 [J]．中国中医药现代远程教育，2013，(03)：100 – 102.

[10] 曾伟清，陈锋，魏华，等．当代中医正骨十二家简介 [J]．西部中医药，2012，(02)：52 – 55.

[11] 梁家伟．李氏骨伤科持续发展的原因分析 [J]．现代医院，2008，(10)：59 – 61.

[12] 刘小斌，陈虹．岭南近代著名医家何竹林正骨医粹 [J]．中华中医药学刊，2008，(01)：16 – 17.

[13] 陈丽云．上海伤科八大家传承兴衰剖判 [J]．上海中医药大学学报，2003，(01)：20 – 22.

[14] 李强．武汉李氏骨伤科学术思想简介 [J]．中国中医骨伤科，1999，(06)：43 – 46.

[15] 蔡体栋．魏氏伤科学术思想初探 [J]．中国骨伤，1997，(03)：41 – 42.

[16] 丁继华．对现代中医骨伤科流派的探讨 [J]．中国针灸，1995，(S2)：60 – 62.

[17] 丁继华．现代中医骨伤流派菁华 [M]．北京：中国医药科技出版社，1990：228.

[18] 白玉，邓素玲，孙树椿．跟随孙树椿教授治疗神经根型颈椎病的临床体会 [J]．中医正骨，2013，25 (11)：64 – 66.

[19] 于栋，张军，唐东昕．孙树椿治疗腰椎间盘突出症经验 [J]．中国中医骨伤科杂志，2007，15 (12)：65.

[20] 唐杰，张军，韩磊．手法治疗腰三横突综合征 [N]．中国中医药报，2010 – 11 – 19 (004).

[21] 任壮．中医正骨绝活跨越传承低谷 [N]．中国中医药报，2013 – 5 – 13 (003).

[22] 邰亚峰．刘柏龄．"三步八法"治疗腰椎间盘突出症 [J]．吉林中医药，2004，24 (6)：4.

[23] 郭天旻，李浩钢，邱德华．石仰山从痰论治颈椎病经验初探 [J]．上海中医药杂志，2012，46

（12）：9－10.

［24］崔伟，杜天信. 洛阳平乐正骨的传承［J］. 光明中医，2011，26（7）：1336－1337.

［25］李具宝，张晓刚. 宋贵杰. 治疗腰椎间盘突出症"三步三位九法"手法举要［J］. 甘肃中医学院学报，2007，24（6）.

［26］张宝玉，张金东. 张氏回医正骨疗法特色与保护方式［J］. 中国民族医药杂志，2014（1）：77－80.

［27］Marcotte J，Normand MC. Black p：The kinematics of motion palpation and its effect on the reliability for cervical spine rotation［J］. J Manipulative Physiol Ther 25（7）：E7，2002.

［28］Christensen HW. Palpation of the upper thoracic spine：an observer reliability study［J］. J Manipulative Physiol Ther 25（5）：285－292，2002.

［29］Piva SR. Interrater reliability of passive intervertebal and active movements of the cervical spine［J］. Man Ther 11：321，2006.

［30］Brismée JM. Interrater reliability of a passive physiological intervertebral motion test in the mid－thoracic spine［J］. J Manipulative Physiol Ther 29（5）：368－373，2006.

［31］Holmgren U，Waling K. Inter－examiner reliability of four static palpation tests used for assessing pelvic dysfunction［J］. Man Ther13（1）：50－56，2008.

［32］Haneline MT，Morgan Young M. A review of intraexaminer and interexaminer reliability of static spinal palpation：A literature synthesis［J］. J Manipulative Physiol Ther 32：379，2009.

［33］Coller JW. McKeough DM，Boissonnault WG. Lumbar isthmic spondylolisthesis detection with palpation：Inerrater reliability and concurrent criterion－related validity［J］. J Manipulative Thet14：22，2006.

［34］Fryer GM，McPherson H，O'Keefe P. The effect of training on the interexaminer and intra－examiner reliability of the seated flexion test and assessment of pelvic anatomical landmarks with palption［J］. Int J Osteopar Med 8：131，2005.

［35］张璐砾，周学龙，陈升旭，等. 广西韦氏中医骨伤整脊流派的形成与发展探讨［J］. 医学与哲学，2011，8（32）：62－63.

［36］李育红，张进，王忠华，等. 韦以宗四维牵引法治疗腰椎间盘突出症68例［J］. 云南中医药，2009，30（5）：49.

［37］韦以宗. 中国整脊学［M］. 北京：人民卫生出版社，2006：102－410.

［38］冯伟，冯天有，毕永民，等. 新医正骨疗法治疗游离型腰椎间盘突出症的临床研究［J］. 空军医学杂志，2014，9（30）：141－145.

［39］曹贺. 石氏伤科三步正骨法治疗桡骨远端骨折效果观察［J］. 人民军医，2017，6，60（6）：559－562.

［40］张明才. "石氏伤科"颈椎"骨错缝筋出槽"矫正手法技术规范［J］. 上海中医药杂志，2015，49（5）：4－7.

［41］陈元川. "石氏伤科膝骨关节炎特色诊疗方案"的临床优效性研究［J］. 中国中医骨伤科杂志，2016，6.24（6）：9－12.

［42］董敬仁. 冯氏手法治疗腰椎间盘突出症的思考与展望［J］. 中国现代医生，2007，11，45

（21）：146 – 147.

［43］郭伟. 腰椎间盘突出症 MRI 表现意义与冯氏临床"四步腰型"的关系［J］. 中国中医药信息杂志，2007，10，14（10）：10 – 11.

［44］冯伟. Colleś 骨折的临床特点及冯氏手法的评价［J］. 中医正骨，1998，10（5）：52.

［45］Maitland GD. Vertebral manipulation［M］. ed 3. London：Butterworths，1973.

［46］Paris SV. Mobilization of the spine［J］. Phys Ther 59：988，1979.

［47］Kaltenborn FM. Mobilization of the extremity joints［J］. ed 3. Oslo：Olaf Norlis Bokhandel，1980.

［48］Ebner JA. Chiropractic approach to head pain［M］. Baltimore：Williams & Wilkins，1994.

［49］Meeker WC. Soft tissue and non – force techniques［M］. Norwalk，CT：Appleton & Lange，1992.

［50］Tovar MK，Cassmere VL. Touch：The beneficial effects for the surgical patient［J］. AORN J Phys 49：1356，1989.

［51］Barnes JF. Functional soft tissue examination and treatment by manual methods［M］. ed 2. Gaithersburg，MD：Aspen，1999.

［52］Basmajian JV，Nyberg R. Rational manual therapies［M］. Baltimore：Williams & Wilkins，1993.

［53］Logan HB. Textbook of Logan basic method［M］. St Louis：Author，1950.

［54］Janse JJ. Principles and practice of chiropractic［M］. Lombard，IL：National College of Chiropractic，1947.

［55］王和鸣. 中医骨伤科学［M］. 北京：中国中医药出版社，2013.

［56］仰涢霞，向四国，谭爱群. 螺旋 CT 及核磁共振检查在脊柱损伤康复恢复中的应用及评价［J］. 现代医用影像学，2016（2）：235 – 238.

［57］张雪林，郭启勇. 医学影像学［M］. 北京：人民卫生出版社，2001.

［58］南松芹，张丽萍，丁建平. 东芝 4 排螺旋 CT 扫描的体位摆放体会［J］. 吉林医学，2007，28（12）：1412 – 1413.

［59］张锋云. 多层螺旋 CT 在骨关节病变中的应用［J］. 影像技术，2015，27（4）：47 – 48.

［60］肖月强. 腰椎间盘突出症应用 MRI 比较 CT 的诊断优势分析［J］. 临床医学研究与实践，2016，1（1）：42 – 42.

［61］李晓陵，姜慧杰. 实用临床常见疾病与影像诊断鉴别［M］. 哈尔滨：黑龙江科学技术出版社，2007.

［62］汪秀玲. 医学影像读片基础［M］. 上海：第二军医大学出版社，2008.

［63］程晓光. 骨与关节影像诊断必读［M］. 北京：人民军医出版社，2007.

［64］熊明辉. 骨科临床影像学［M］. 北京：中国科学技术出版社，1997.

［65］吕平欣. 脊柱 CT 读片（上）［J］. 中国临床医生，2003，31（3）：45 – 46.

［66］吕平欣. 脊柱 CT 读片（中）［J］. 中国临床医生，2003，31（4）：58 – 60.

［67］王骏. 人体正常组织和病理组织的 MR 信号特点［J］，现代医用影像学，2002，11（1）：26 – 29.

［68］王国旗，孟鑫. 正常组织和病理组织的 MR 信号研究进展［J］，齐齐哈尔医学院学报，2009，30（18）：2302 – 2303.

［69］蔡宗尧，彭仁罗，于新华. 磁共振成像读片指南［M］. 江苏：江苏科技出版社，2000：4 – 5.

［70］李晓光、张明．实用骨与关节 X 线测量［M］．济南：山东科学技术出版社．1996．

［71］王平．美式整脊技术——原理与操作［M］．天津：天津科技翻译出版有限公司．2013．

［72］王平、李远栋，刘爱峰．冻结肩的生物力学进展［J］．天津中医药大学学报，2011，30（1）：61－62．

［73］王平、李远栋，王为民．邱德久教授九部手法治疗肩凝症经验介绍［J］．新中医，2011，43（5）：168－169．

［74］王平、刘爱峰，李海，等．三位动态牵伸回旋法治疗冻结肩 30 例［J］．江苏中医，2011，43（5）：53－54．

［75］王平、刘爱峰，张超，等．冻结肩三维运动表面肌电信号特征分析［J］．国际生物医学工程杂志，2011，34（4）．

［76］王平、王晓东，李海，等．三维动态牵伸回旋法干预下冻结肩盂肱关节运动轨迹特征的研究［J］．中华中医药学刊，2013，12，（9）．

［77］苏瑾，王平，刘爱峰．三维动态牵伸回旋手法对冻结期冻结肩患者体表红外热像的影响［J］．中医正骨，2015，27（7）11－14．

［78］刘小红，叶淦湖，李义凯，等．呼吸对胸椎掌按压法施力的影响［J］．中国中医骨伤科杂志，2005，4（13）：20－22．

［79］毕胜，李义凯，赵卫东，等．腰部推拿手法生物力学和有限元比较研究．中华物理学与康复杂志［J］，2002．24（9）：525－527．

［80］潘振宇，卜祥鹏．距骨坏死的显微外科治疗进展［J］．临床外科杂志，2015，23（5）：385－386．

［81］高景华，高春雨，孙树春．摇拔戳手法治疗陈旧性踝关节扭伤 34 例［J］．世界中医药，2011，6（3）：214－215．

［82］李雁雁．美式整脊疗法［M］．北京：求真出版社，2013．

［83］刘鸣昊．美式脊椎矫正学与传统中医推拿学之比较中华中医药学会中医药传承创新与发展研讨会［R］．乌鲁木齐：中华中医药杂志编辑部，2007．

［84］张义，郭长青．针刀治疗软组织疾病的理论依据及其效应［J］．中国组织工程研究与临床康复，2010（24）：4520－4523．

［85］田林．Denis 三柱理论评价胸、腰椎结核稳定性的可行性研究［D］．遵义：遵义医学院，2015，硕士．

［86］Pierre Rabischong．运动功能的理解性解剖［M］．凌峰，鲍玉海．北京：北京大学医学出版社，2016．

［87］张传森，党瑞山．外科及断层影像应用解剖学［M］．上海：第二军医大出版社，2004．

［88］Hewett TE，Myer GD，Ford KR，et al．Biomechanical measuresof neuromuscular control and valgus loading of the kneepredict anterior cruciate ligament injury risk in female athletes［J］．Am J Sports Med，2005，33（4）：492－501．

［89］Loftice J，Fleisig GS，Zheng N，et al．Biomechanics of the elbow in sports［J］．Clinical Sports Medicine，2004，23（4）：519－530．

［90］Ngan JM，Chow DH，Holmes AD．The kinematics and intra － and inter － therapist consistencies of lower cervical rotationalmanipulation ［J］. Med Eng Phys, 2005, 27 (5): 395 – 401.

［91］ 朱立国, 冯敏山, 毕方杉, 等. 颈椎旋转 (提) 手法的在体力学测量 ［J］. 中国康复医学杂志, 2007, 22 (8): 673 – 676.

［92］ 黄波士, 陈福民. 人体运动捕捉及运动控制的研究 ［J］. 计算机工程与应用, 2005, (7): 60 – 63.

［93］ Rengier F, Mehndiratta A, von Tengg – Kobligk H, et al. 3D printing based on imaging data: review of medical. applications ［J］. Int J Comput Assist Radiol Surg. 2010; 5 (4): 335 – 341.

［94］ Bagaria V, Deshpande S, Rasalkar DD, et al. Use of rapid prototyping and three – dimensional reconstruction modeling in the management of complex fractures ［J］. Eur J Radiol. 2011; 80 (3): 814 – 820.

［95］ Hananouchi T, Saito M, Koyama T, et al. Tailor – made surgical guide based on rapid prototyping technique for cup insertion in total hip arthroplasty ［J］. Int J Med Robot. 2009; 5 (2): 164 – 169.

［96］ Shu DL, Liu XZ, Guo B, et al. Accuracy of using computeraided rapid prototyping templates for mandible reconstruction with an iliac crest graft ［J］. World J Surg Oncol. 2014; 12: 190.

［97］ Taft RM, Kondor S, Grant GT. Accuracy of rapid prototype models for head and neck reconstruction ［J］. J Prosthet Dent. 2011; 106 (6): 399 – 408.

［98］ Singh H, Shimojima M, Shiratori T, et al. Application of 3D printing technology in increasing the diagnostic performance of enzyme – linked immunosorbent assay (ELISA) for Infectious Diseases ［J］. Sensors (Basel). 2015; 15 (7): 16503 – 16515.

［99］ D'Urso PS, Barker TM, Earwaker WJ, et al. Stereolithographic biomodelling in cranio – maxillofacial surgery: a prospective trial ［J］. J Craniomaxillofac Surg. 1999; 27 (1): 30 – 37.

［100］ Cartiaux O, Paul L, Francq BG, et al. Improved accuracy with 3D planning and patient – specific instruments during simulated pelvic bone tumor surgery ［J］. Ann Biomed Eng. 2014; 42 (1): 205 – 213.

［101］ 崔宝佶. 手法治疗寰枢关节半脱位 ［J］. 中国民间疗法.2014, 9, 22 (9): 18 – 19.

［102］ 柳进耀. 骨与关节再平衡 ［M］. 上海: 第二军医大学出版社, 2015.

［103］ 赵宇, 盛伟斌. 脊柱功能解剖学 ［M］. 北京: 人民军医出版社, 2013.